図解

ダイエットは
運動1割、食事9割

1:9

森 拓郎

みんなのダイエットQ＆A

Q1　お菓子がやめられません。どうすればいいでしょう？
一気にやめる必要はありません。つらくて続けられないダイエットではなく、一生続けられる食生活改善を目指しましょう。お菓子がどうしても食べたくて、毎日3つ食べていたのなら、今日は1つか2つに減らしてみてください。もし、今までろくに食事を摂らずにお菓子ばかり食べていたなら、まずはきちんと栄養のある食事をして、それでもお菓子を食べたくなるか試してみましょう。自分が本当に欲しているのかどうか、確かめてみるチャンスです。また、小腹がすいた時は、ナッツがおすすめ。食塩や植物油でコーティングされたものなどより、素焼きナッツを選んでください。

Q2　焼酎やウイスキーならば、本当に太らないのですか？
蒸造酒であるビールやカクテルにはたくさんの糖質が含まれますが、蒸留酒は糖質が含まれません。ですから、蒸留酒をおすすめします。ただし、お酒を飲んで一切おつまみを口にしない人はめずらしいでしょう。アルコールやおつまみのせいで体はむくみやすくなりますし、内臓に負担がかかりますから代謝機能に影響が出ることもあります。休肝日をもうけ、適量を守りましょう。

Q3　「植物油脂」ならば摂っても大丈夫ですか？
結論から言えば、「植物油脂」は摂ってほしくない油です。植物油脂は、クラッカー、ビスケットなどのお菓子によく記載されている原材料です。ショートニングやマーガリンはトランス脂肪酸が含まれているので体に悪いとわかっている人でも、「植物油脂」なら大丈夫と誤解されているかもしれませんね。お菓子に含まれている植物油脂という表記には何の油かの表示義務がなく、大豆油やキャノーラ油やパーム油などの場合が多いようですのでなるべく避けましょう。

Q4　朝食は健康のため、フルーツグラノーラがおすすめですか？
はっきり言っておすすめできません。ヘルシーなイメージがあるグラノーラは、油やハチミツなどを混ぜてオーブンで焼くため、過酸化脂質やAGEsが多く、加齢を進める食べ物を好んで摂っているのと同じです。もちろん糖質も多く、「糖

＋脂質」の太りやすい食べ物なのです。朝に菓子パンを食べる人がいますが、これもNG。菓子パンはパンではなくお菓子と心得ましょう。栄養素が少なく糖質ばかりが過剰になってしまい、健康的な食事とは言えません。朝ごはんは、「玄米ごはん・野菜たっぷりの味噌汁・卵・納豆」という組み合わせが最強ですね！

Q5　ビタミン・ミネラル、プロテインなどのサプリメントは摂ったほうがいいですか？

サプリメントを摂ること自体は賛成です。特にいつも完璧な食事をするのは難しいですから、補助的に摂ることはいいことだと思います。ただ、サプリを食事に置き換えたり、サプリを摂っているから大丈夫と食事量を減らすのはNG。あくまで食事に足りない分を補うつもりで摂取するようにしましょう。

Q6　便秘には、ヨーグルトがおすすめですか？

ヨーグルトや乳酸菌は腸内環境に良いとよく言われていますが、必ず便秘に効くとも言えないようです。便秘の改善はダイエットには必須ですが、76～77ページで紹介する水溶性食物繊維と不溶性食物繊維の両方を合わせて、毎日の食事で、女性なら18グラム、男性ならば20グラム以上を摂ることが重要です。豆類、野菜、きのこ類などに多く含まれます。ちなみに、不足することが多い水溶性食物繊維は、海藻、ところてんなどに多く含まれているので、マゴワヤサシイを積極的に食べることが、便秘改善につながります。また、脂質の不足で便秘になることもありますから、糖質を減らした上で脂質が豊富な動物性食品やオリーブ油、亜麻仁油、エゴマ油、ナッツ類の摂取も良いでしょう。

Q7　どうしてもおなかが減ってしまいます

充実した食事を摂るようになれば、間食をやめても自然とおなかが減らなくなります。とはいえ忙しい現代、昼食を12時に急いで食べ、そのまま夜の9時10時まで働き通しという場合も少なくありませんね。自宅での夕食までにおなかが減ってしまうという場合、スナックや菓子パン、カップラーメンは避けてナッツをひとつまみ食べることをおすすめします。また、コンビニで買えるゆで卵、バナナなども良いですね。どうせ食べるのなら「マゴワヤサシイ」で加点できるものから選んでみましょう。

はじめに

「ダイエットにおいて最も大事なのは運動や食事制限ではなく、食事を改善することです」と断言した拙著『ダイエットは運動１割、食事９割』(ディスカヴァー刊)は、おかげさまで15万部を突破するベストセラーとなりました。
　つらい運動や厳しい食事制限は不要であり、おいしくて体に良いものを摂取しようという考え方に賛同してくださったかたが予想以上に多いことは、嬉しい驚きでもありました。

　ダイエット (Diet) の語源はギリシア語で「生き方」を意味する Diaita という言葉からきており、本来は「健康的な体型になるための食事療法または食事そのもの」を指す言葉なのです。
　しかし、現代では「ダイエット ＝ ヤセること」という認識が一般的です。
　しかもダイエットというと、「厳しい食事制限 ＋ つらい運動」というイメージが強く、決意すると突然今までとまったく違う食生活と激しい運動をスタートする人が多いのが現状です。

　わずか２、３か月で10キログラム以上も体重を減らしてしまう急激な減量は、その人にとって無理やガマンを強いることが多いため、せっかく結果を出しても、ほとんどの場合その生活を長く維持することができません。
　結局、頭の中は以前の「太りやすい考え方」のままなのです。したがって一時的に体型を変えることができても、その人の本質は改善できていないのですから、リバウンドする確率はとても高いと言えます。
　実際、ダイエットするたびにリバウンドを繰り返してきたという人はとても多いですね。

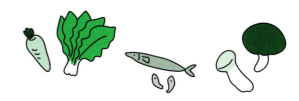

　ダイエットの真のゴールは、食に対してストレスがなくなる状況を作ること。

　厳しい食事制限などに耐えて一時的にヤセることができても「これを食べたら太ってしまう…」「食べた分しっかり動かないと…」と恐怖におびえながら生きていくことはダイエットの成功とは言えません。

　目指すのはあくまで、食への満足度を減らさず、太りやすい食べものを徐々に欲さなくなって、結果として食べる量が減ることです。

　必然的に、体脂肪は減り、体重が落ちていきます。ガマンしていないのでリバウンドもしません。一生、その状態を維持できるのです。

　このようなことを言うと、「じゃあ、運動はまったくしなくていいんですか？」という質問を受けます。そうではありません。本書で詳しくお話ししますが、運動でダイエットを成功させようとするのは非常に効率が悪く、実現可能性が低いのです。

　ですから**運動は筋力の維持やスタイルを良くするための手段だと割り切って考えてください。体脂肪を落とし、体重を減らすために必要なのは、あくまで食事の改善であることを覚えておきましょう。**

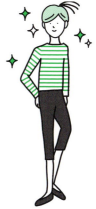

　本書を読むことで、あなたの食への向き合い方が変化していくことを実感できれば幸いです。

森 拓郎

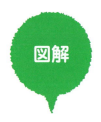

ダイエットは
運動1割、食事9割

みんなのダイエットQ&A……2
はじめに……4

第1章
運動だけではヤセられない!?

- **01** ヤセるための運動はムダ!?……12
- **02** 運動すればするほど食欲が増す!?……14
- **03** 有酸素運動は時間効率が悪すぎる……16
- **04** 腹筋してもおなかはへこまない……18
- **05** なぜか運動が長続きしない理由……20
- **06** ダイエット成功者は「食事」でヤセている……22

第1章まとめ……24

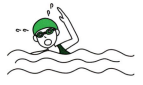

第2章
こんな生活があなたを太らせる！

- **07** 炭水化物を減らせばヤセられる？……26
- **08** 恐ろしい低血糖スパイラル……28
- **09** 考えずに食べると誰もが糖尿病に……30
- **10** GI値パラドックスに要注意！……32
- **11** ジャンクフードは食べ物と思うな！……34
- **12** 血糖値が高い人ほど早く老ける……36
- **13** 植物油はヘルシーじゃない……38
- **14** コンビニチョコはチョコレートにあらず……40
- **15** 「無添加」「減塩」にまどわされるな！……42
- **16** ゼロカロリー飲料や食品は危険！……44
- **17** 濃縮還元ジュースに気をつけよう……46
- **18** 肥満の原因は小麦？……48
- **19** 食べる量を減らせばヤセられる？……50
- **20** ダイエットに失敗する2つのタイプ……52
- **21** 3か月続かないダイエット法はムダ……54

第2章まとめ……56

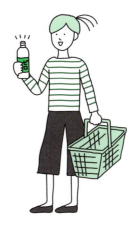

第3章
食べてヤセる高 N/C レートダイエット

- **22** 「何を食べたか」が一番大切……58
- **23** ミネラルとビタミンは外せない！……60
- **24** マグネシウムとビタミンB群でヤセる！……62
- **25** 市販のサラダでは栄養不足……64
- **26** マゴワヤサシイで簡単にヤセられる……66
- **27** 食べても太らない魔法の油でヤセる……68
- **28** オメガ6過多は太りやすくヤセにくい……70
- **29** ダイエットの救世主、ヤセホルモン「レプチン」……72
- **30** 成功のコツは腸内環境にあり！……74
- **31** 玄米を食べるとおなかが張る理由……76
- **32** 恐ろしすぎる！ リーキーガット症候群……78
- **33** 太る食べ物と太らない食べ物を見極める……80
- **34** 3倍高いものを買いなさい！……82
- **35** 原型がわかる食べ物は太りにくい……84
- **36** 良質なタンパク質が足りないと太る！……86
- **37** お酒を飲んでも太らないコツ……88

第3章まとめ……90

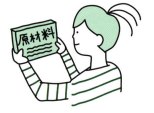

第4章
ダイエットとメンタルの深い関係

- **38** 断食はダイエットになるのか……92
- **39** 目的はあくまで「健康」……94
- **40** 「断食」で心と体を整える……96
- **41** ヤケ食い・ドカ食いはメンタルが弱いから？……98
- **42** ジャンクフードを買わない・置かない……100
- **43** カラダの声を聞いて食べる……102

第4章まとめ……104

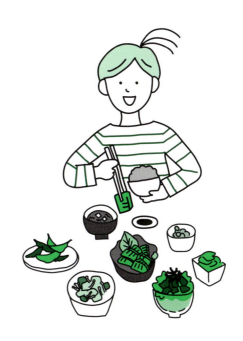

付録 カラダをリセット！ おすすめレシピ

玄米ごはん……106

味噌汁……107

チキンのトマト煮……108

小松菜とえのきの煮びたし……109

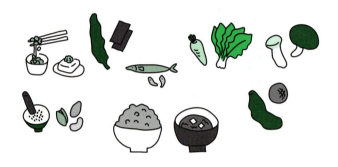

おわりに……110

★本書は2014年2月に出版した『運動指導者が断言！ ダイエットは運動1割、食事9割』（小社刊）から内容を抜粋し、大幅な加筆・修正を施して、図解にしたものです。

運動だけでは ヤセられない!?

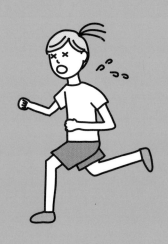

01 ヤセるための運動はムダ!?

「なぜあの人はいつもあんなに運動をしているのにヤセていないの?」

ダイエットのために運動をがんばっている人を見て、そう思ったことはないでしょうか。

ダイエットでは、摂取カロリーを消費カロリーが上回る状態をキープする必要があるのは周知の事実です。

ですから、運動をしてもヤセられない人は、食べている分を運動量で超えることができていないわけです。

原因はまさに単純。「食べすぎ」です。

しかし、この原因を実は薄々わかっているのに、なぜか皆さんは「消費カロリーを稼いで帳尻を合わせよう」とするのです。

今、口にしている食べ物がどれくらいのカロリーがあるのか、どの栄養素がどのくらいあるのかを理解して食べている人は少ないでしょう。

その上テレビで健康に良いと言われる食材や商品をプラスして食べ、健康になれた気になっているのではないでしょうか?

そして、食のことには目を向けないで、おなかがすくまで運動すればヤセると思ってしまっている(または思いたい)のではないでしょうか?

残念ながら、エネルギーの代謝の仕組みはそう単純ではありません。

本書では、これから挙げるカロリー計算さえもアテにならないということまで述べていきます。何度でも断言しますが、**あなたがもし太っているなら、その原因は、食生活であることがほとんどです。**

それにもかかわらず、運動でなんとかしようとしているのは原因に対してのアプローチになりません。むしろ逃げているということにほかならないのです。

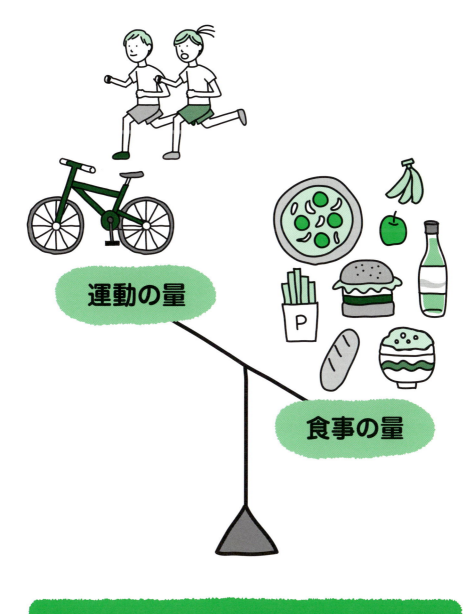

CHAPTER 1	運動だけではヤセられない!?
CHAPTER 2	こんな生活があなたを太らせる！
CHAPTER 3	食べてヤセる高N/Cレートダイエット
CHAPTER 4	ダイエットとメンタルの関係

運動すればするほど食欲が増す!?

　ヤセたいと考える人は、できるだけ短期的に結果を出したがる傾向があります。そのため、運動の量や強度を極端に増やしてしまいがちです。
　しかし**運動というのは、たいして消費カロリーを稼げないにもかかわらず、達成感だけはすごく感じるという問題点をはらんでいます。**

　通常、体重50キログラムの人が時速8キロで30分間ランニングをすると、消費できるのは、200キロカロリー程度です。つまり、毎日がんばったとしても、1か月で6000キロカロリーしか消費できません。
　体脂肪は、1キログラムあたり7200キロカロリーのエネルギーを持っていると言われますから、1か月で1キログラムも減らないということです。
　しかし、**運動して汗をかいて達成感も得ると、ご褒美として、「少しぐらい多く食べても大丈夫」と思ってしまう傾向にあります。**

　さらにダイエット失敗に拍車をかけるのが「ダメなら運動の種類を変えようとする」こと。
　ランニングよりも水泳のほうが、消費カロリーが多いという情報を得ると、水泳に変えるのです。しかし、クロールで30分泳ぎ続けたところで、消費カロリーは約250キロカロリーです。ほとんど変わりませんね。
　ところが、おなかはランニングの比ではないくらい、ものすごくすきます。**運動強度が上がり、カロリー消費が増えた分、体のメカニズム上、食への欲求が増してしまうのです。**

　そして、**食べ物を食べれば食べるほど、食べたいという欲求はさらに強くなっていきます。**運動は、あなたがヤセるために抑えている食への欲求を余計につらい状態へと追い込んでいくのです。

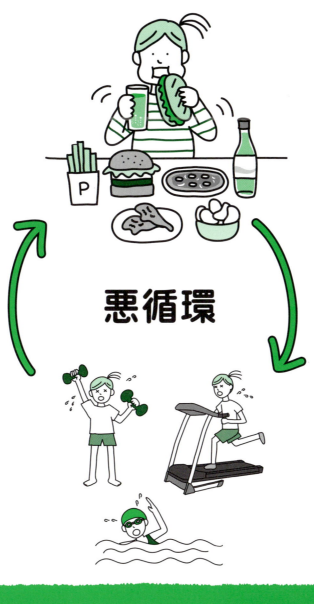

運動の達成感が、ドカ食いを招きます！

CHAPTER 1 運動だけではヤセられない!?

CHAPTER 2 こんな生活があなたを太らせる！

CHAPTER 3 食べてヤセる高N/Cレートダイエット

CHAPTER 4 ダイエットとメンタルの関係

有酸素運動は時間効率が悪すぎる

　脂肪燃焼のための運動と言えば、有酸素運動が挙げられます。有酸素運動は文字の通り、酸素を利用して体内のエネルギーを消費する運動のことです。
　この運動は、**長い時間をかけて行うことができる強度の低い運動であればあるほど、酸素を使う効率、つまり有酸素性が高まります。**
　逆に短時間しか行えない強度の高い運動は無酸素運動と定義されます。

　有酸素運動は、ウォーキングやランニング、水泳やエアロバイクという運動の種類だけで定義されるものではありません。運動の強度と時間によっても、それが有酸素性の高い運動か、無酸素性が高いかが定義されます。
　簡単な例で言うと、ウォーキングとランニングでは、ウォーキングのほうが運動強度が低く長い時間行えるため、有酸素性の高い運動となります。

　では、ランニングよりウォーキングのほうが、ダイエットに適しているのかというと、そうでもありません。
　有酸素運動としての効率が上がるほど、たくさんの体脂肪が燃える……と思いがちですが、運動の強度が低ければ、その分運動量は減ってしまいます。ですので、効果を出すためには運動時間を長く取る必要が出てきます。
　しかし毎日多くの時間を作って運動することは容易ではないでしょう。

　また、体脂肪が燃えやすいと言われる有酸素運動でさえ、消費するカロリーの約半分は糖質と言われます。
　つまり、ランニング30分で200キロカロリーを消費するうち、脂肪は100キロカロリーしか消費されません。
　このことからも、有酸素運動はダイエッターにとって、かなり時間効率が悪いものだと言えるのです。

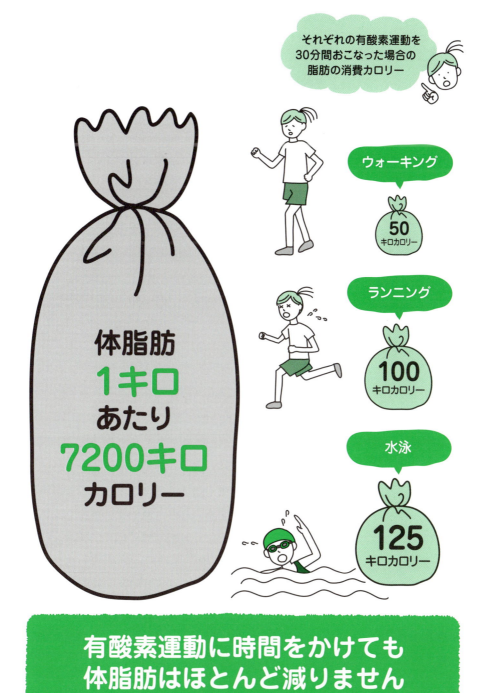

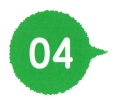

腹筋運動しても
おなかはへこまない

　ダイエットをしている人にかぎって「ウエストを細くするために、寝る前に毎日腹筋をやってるんです！」と自信たっぷりに言うのですが、運動指導者である私に言わせれば、腹筋運動でおなかがへこむということはありません。
　おなかが出る原因は、いわゆる「内臓脂肪」です。そして腹筋運動というのは文字どおり「腹筋という筋肉を鍛える運動」。腹筋を鍛えて肥大させるためには必要な運動ですが、**おなかの部分の内臓脂肪が落ちることはない、という点をしっかりと覚えておきましょう**（余談ですが、内臓脂肪を減らさないまま腹筋運動をして腹部に筋肉をつけるとどうなるでしょう？　筋肉はついているけど腹部はそのまま太い、どっしりとした体型ができあがります）。

　では、おなかを出っぱらせる原因＝内臓脂肪を減らすにはどうすればいいでしょうか？
　内臓脂肪は皮下脂肪よりもつきやすいのが特徴です。だから、太るとおなかが出やすいとも言えます。この内臓脂肪が増える原因となるのは、精製された糖質の摂りすぎが主な原因。また糖質＋脂質のエネルギーリッチな食事や、アルコール＋糖質、脂質といった、脂肪合成がされやすい食生活を続けていれば、必然的に内臓脂肪が増えて、おなかが出てきてしまいます。
　ですから、やはり食事をコントロールすることが最も効率的と言えるでしょう。本書の後半でふれるように、ジャンクフードをやめ、糖質の摂りすぎを避け、**マゴワヤサシイの食事を心がけることで内臓脂肪は減らしていくことができます。**
　運動で消費カロリーを稼いで脂肪を落とそうとすることがいかに非効率かということは前項でお伝えしたとおりです。

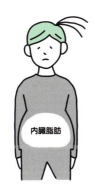

おなかが出る原因は
「内臓脂肪」

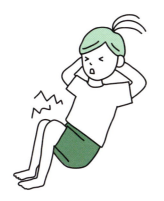

内臓脂肪を
減らさないまま
腹筋運動をする

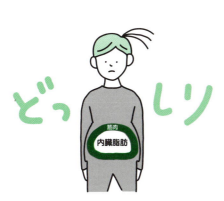

筋肉はつくが
腹部は太いまま

**食事をコントロールして
内臓脂肪を減らしましょう**

CHAPTER 1 運動だけではヤセられない!?

CHAPTER 2 こんな生活があなたを太らせる!

CHAPTER 3 食べてヤセる高N/Cレートダイエット

CHAPTER 4 ダイエットとメンタルの関係

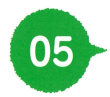

なぜか運動が長続きしない理由

　最近のダイエット運動の王道は、筋力トレーニングを行って基礎代謝量をアップさせ、体脂肪を分解するホルモンを分泌させます。
　そして、脂肪燃焼率が良くなった状態で、さらに有酸素運動を行うことにより、効率的に体脂肪を燃やしていくというものです。
　確かにこの方法は確立されていますし、ダイエットのための運動であれば間違いない考え方でしょう。この通りにやれば、恐らく完璧に近いのではないかと思います。

　しかし、私はこれをやってもうまくいかない人達をたくさん見てきました。思ったように結果が出ないどころか、何より続かないのです。
　これは私の持論でもあるのですが、途中でやめた人は「ダイエットをしている意識を持っているからやめてしまった」のです。
　つまり、運動をしている自分を非日常に置いてしまっていることが、長続きしない理由だということです。

　12ページでも言いましたが、太ってしまう原因は食生活の乱れであることがほとんどです。それなのに、ダイエットのために普段の生活リズムを崩してまでむりやり時間を作り、運動をイヤイヤ組み込む……。
　このような「今ダイエットをしている！」という意識を持っての運動は、実は大きなストレスなのです。

　そもそも、ヤセるために運動をするという人に、運動をこの先一生続けていきたいという気持ちはほとんどありません。
　運動ははりきりすぎず、適正な量をできる範囲で行うことが、ダイエットを継続させる秘訣と言えるでしょう。

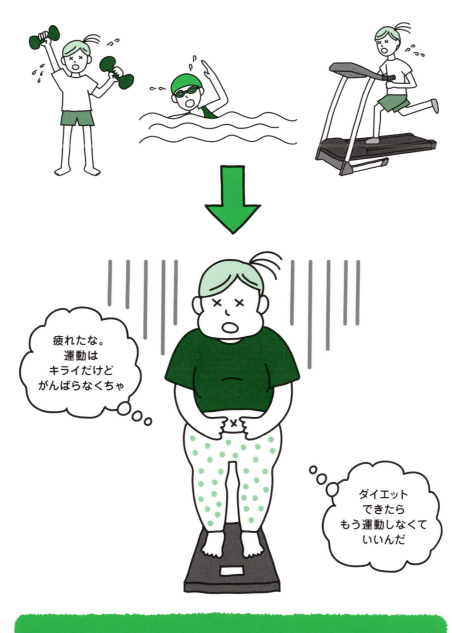

06 ダイエット成功者は「食事」でヤセている

　ここまで、運動によるダイエットに否定的なことをずっと書いてきました。
　しかし、こういうことを言っていると「いいえ、私は運動でヤセました！」と反論する人もいるかもしれませんね。
　中には、○○体操だとか、○○だけダイエット等で結果が出た人もいるでしょう。もちろん、それで効果が出た人は良いのです。
　問題は、「運動をちょっとがんばればヤセる」と思っていたり、「なんでこんなにがんばっているのにヤセないんだ？」と悩んでいたりする人です。

　運動した直後に体重を量り、「2キロヤセた！」などと喜ぶダイエット初心者の人がいます。でも、それは水分量の変化であり、体脂肪が2キログラム燃焼されたわけではありません。

　結論から言えば、**体のヤセるメカニズムを考えると、食事のコントロール以上に効率的なダイエット法はありません。食事のコントロールに必要な分の運動を足すという考え方が適切です。**
　巷のダイエット本を手に取ってみても、ある特別な運動法の説明とともに、食事についてもいろいろと書いてあることがほとんどです。
　それはもちろん、提唱する運動法をしっかりとやっても、食べすぎていれば当然ながら体脂肪は落ちないからです。

　一般人が到底できるはずもない運動量を毎日のようにこなしている相撲取りやプロレスラーを見ても、おなかが引きしまっていない、ほっそりしていないという選手が多いですよね。
　筋肉量も基礎代謝量もかなり多い彼らが、その体型を維持できているのは、まさに運動量よりも多く食べているからにほかならないのです。

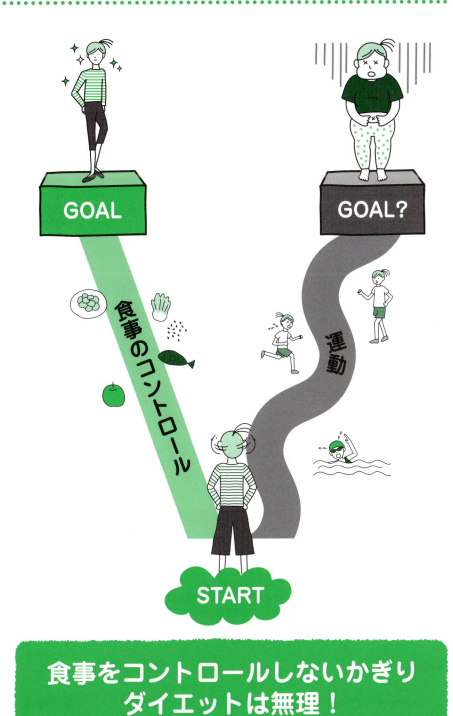
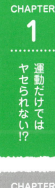

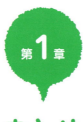

まとめ

- ☐ 太っているのは単に食べすぎ
- ☐ 運動ではたいしてカロリーを消費できない
- ☐ 食事を変えないかぎり、リバウンド地獄
- ☐ 有酸素運動は効率が悪い
- ☐ 楽しく続けられない運動はストレスのもと

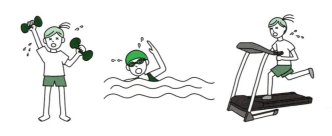

こんな生活が あなたを太らせる!

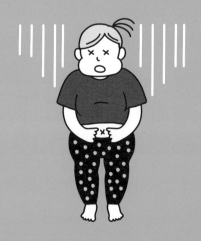

07 炭水化物を減らせばヤセられる？

　太っている人の中で、炭水化物を摂りすぎていないという人はほとんどいないでしょう。
　三大栄養素という言葉をご存じでしょうか？　タンパク質と脂質、炭水化物です。
　炭水化物とは、すなわち糖質のことを指します。
　本来炭水化物とは、糖質＋食物繊維の総称ですが、本書では主に糖質のことを指しているとお考えください。
　糖質の中でもブドウ糖は、人間にとって最も必要なエネルギー源と言われています。脂質やタンパク質もエネルギー源ですが、脳をはじめ、最も効率よく使える糖質は、私達にとってなくてはならないエネルギー源なのです。

　炭水化物は、食品で言うとごはんやパン、麺類が代表的です。それ以外にお菓子などの甘いものや、果糖も糖質ですから、果物も同じ部類に入ります。
　糖質がいかに生きるために必要なエネルギー源であっても、摂りすぎれば、消費しきれずに体脂肪として体に取り込まれます。
　ですから、**ヤセたい人がまず気をつけるべきは、お菓子、お酒、ジュース、ごはん、パン、麺、果物等の摂取の仕方なのです。**

　「このへんまではなんとなく知っているよ」という人は多いですよね。そのせいなのか、とにかく炭水化物を減らすことが大事だからと、ダイエットとなればとりあえずごはんを抜くことから始める人の多いこと多いこと！
　もちろん、これは早急に結果が出る方法です。普段メインで食べているごはんを抜けば、摂取カロリーも減ります。最近では糖質制限も流行っていますから、炭水化物を減らすことは悪いことではないように思えます。しかし、本当にそうでしょうか？

タンパク質
血や肉を作る栄養素

糖質（炭水化物）
脳や筋肉を働かせるエネルギー源

お菓子・お酒・ジュース
ごはん・パン・麺類など

脂質
細胞の膜やホルモンの材料

糖質過多は体脂肪として取り込まれやすくなるので要注意！

08 恐ろしい低血糖スパイラル

　エネルギー源である糖質は、血液が流れる血管の中を血糖として全身に運ばれていきます。この濃度のことを「血糖値」と言います。
　血糖値は、炭水化物を食べて消化吸収された後に上昇し、摂取した量だけ上昇するようになっています。上がった分の血糖を「インスリン」というホルモンが正常値まで下げてくれるのですが、このホルモンも、どれだけ血糖値が上がったかによって分泌する量が変わってきます。

　血糖値が上昇する糖の吸収の速さを示したものが「GI値（グリセミック・インデックス）」という数値です（図1）。
　ブドウ糖はこの数値が100で、例えば食パンは91、白米は88というように、血糖値の上昇と相対する値として知られています（図2）。
　なぜ吸収の速さが大事なのかというと、先ほどのインスリンが鍵になってくるからです。インスリンは血糖値の上昇に伴って分泌されるのですが、通常は上がった分を正常な血糖値にまで戻すよう働き、上昇したところから正常値まで下がった分の糖を体に蓄えるという仕事をしています。

　しかし、困ったことに、GI値で言うと数値が70以上に該当する糖の吸収の速い高GI食品が体に入ってくると、瞬間的に血糖値が上がり、脳は「血糖が上がりすぎた！」と判断して、インスリンを急いで分泌します。
　こうなるとやっかいなことに、インスリンが出すぎて正常以下の血糖値まで下がってしまうことがあるのです。
　つまり、血糖値を上げるために食事をしたのに、それによって逆に低血糖に陥り、また何か食べたくなってしまう、という「低血糖スパイラル」にハマってしまうということです。このような状態になると、食後に眠くなったり、だるく集中力が散漫になったりすることもあります。

（図1）**GIグラフ**

食べてすぐに血糖値が上がるのが高GI食品、上がりにくいものが低GI食品です

（図2）**主な食品のGI値**

穀類・パン・麺類	GI値	野菜・芋類・豆類	GI値	砂糖・菓子類・飲料	GI値
				キャンディー	108
				上白糖	99
				黒砂糖	98
フランスパン	93			チョコレート	91
食パン	91			はちみつ	90
白米	88	じゃがいも	90	スポンジケーキ	89
うどん	80			せんべい	89
もち米	80	ニンジン	80	こしあん	80
赤飯	77			つぶあん	78
ベーグル	75	とうもろこし	75		
コーンフレーク	75	やまいも	75		
スパゲッティ	65	カボチャ	65	カステラ	69
		さといも	64	アイスクリーム	65
そば	59	栗	60	ポテトチップ	60
ライ麦パン	58	ぎんなん	57		
玄米	55				
五穀米	55			チョコレートケーキ	48
発芽玄米	54			ココア	47
全粒粉パン	50	えんどう豆	51	ゼリー	46
全粒粉パスタ	50	さつまいも	48	コーラ	43
中華麺	50	豆腐	42	スポーツドリンク	42
黒米	50			オレンジジュース	42
赤米	49			日本酒	35
ハトムギ（生）	49			ビール	34
オールブラン	45	納豆	33	ワイン	32
春雨	32	インゲン豆	30	焼酎	30
		枝豆	29	ブラックチョコレート	22
		豆乳	23		
		ほうれん草	15		

意外なものもありますね
→32ページ

高GI食品が低血糖を招く恐れがあります

CHAPTER 1 運動だけではヤセられない!?

CHAPTER 2 こんな生活があなたを太らせる！

CHAPTER 3 食べてヤセる高N/Cレートダイエット

CHAPTER 4 ダイエットとメンタルの関係

09 考えずに食べると誰もが糖尿病に

　血糖のコントロールが正常を保てなくなると、いよいよインスリンが分泌されても効かなくなってきたり、すえには分泌自体ができなくなってしまうなど、高血糖の状態が続く「糖尿病」になってしまいます。
　高血糖の状態は、血管に負担をかけ動脈硬化のもととなり、さらに脳梗塞や脳卒中、心筋梗塞などの合併症へとつながります。

　少し体重を落としたいだけなのに、こんな病気まで……と危機感がない人がほとんどでしょう。しかし、糖尿病患者は年々増えているのが現状です。
　つまり、**現代の私達を取り囲むのは、普通においしいと思うものを、何も考えずに好きなだけ食べているだけで、誰でも簡単に糖尿病になる環境**だということを知っておいていただきたいのです。

　特別、お酒を飲みすぎているとか、甘いものを食べすぎている人が糖尿病になっているわけではありません。
　普通に売られている食べ物や外食でも、健康のことを考えずに生活をしていると、だんだんと血糖値は高いレベルになってしまうのです。
　それぐらい私達を取りまく食の環境は最悪の状態だということです。

　白米はまだマシとしても、パンや麺類、お菓子や清涼飲料水、お酒など、皆さんが通常、口にしている糖のほとんどは、精製されたものです。このように極端に精製された食品や手軽なインスタント食品ばかりを毎日摂取するようになったのは、ほんの数十年前からのことです。
　ですから、**高度に精製されたものをうまく処理できるほど、私達の体はまだ進化していません。**高血糖になったらインスリンを出す、という単純な流れを体内で何度も何度も繰り返ししすぎてしまっている状態です。

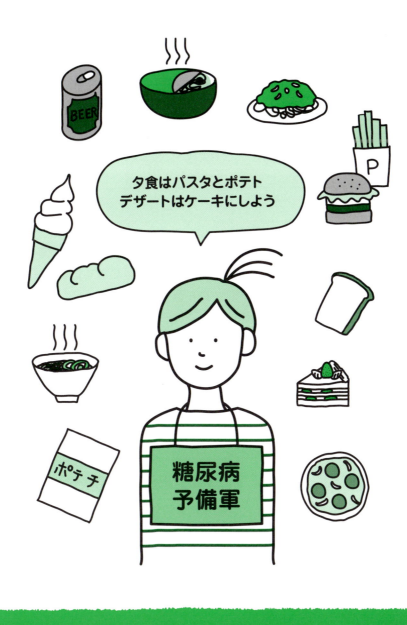

炭水化物の種類と摂取量を早急に見直しましょう

10 GI値パラドックスに要注意！

　29ページのGI値の表（図2）を見ると不思議なことに気づくと思います。というのは、中央の野菜や右の加工食品類などのGI値について、意外なものが高かったり、低かったりするのです。

　特に、コーラ43、スポーツドリンク42、ビール34など、非常にGI値が低いですね。ですから、GI値だけを頼りにして、血糖値が上がらないと思っていると、これらをガブ飲みしてしまう……なんてことになりかねません。

　つまり、GI値だけを頼りにするのは非常に問題があるということです。まずは、GI値をどのように測定しているのかを知っておきましょう。

　GI値は、食品から炭水化物を50グラム摂取し、その血糖値の上昇度合いを、ブドウ糖100とした場合の相対値で表すとしています。

GI値 ＝ 「試料」摂取時の血糖値上昇曲線の面積 ÷ 「ブドウ糖」摂取時の血糖値上昇曲線面積 × 100

「面積」と書いてあるのがわかりますか？　この数値は面積で求めるため、血糖値の上昇がゆっくりでも、時間をかけて上昇する場合は高い数字が出て、短時間で血糖値が急上昇したとしても、急下降すれば低い数字が出ます。

　つまり、**液体で糖質が多く含まれるようなコーラなどの飲料は、急上昇＆急下降するため、GI値は低く出てしまうのです。**

　また、ニンジンやカボチャなどの野菜のGI値が高いのは、測定時の試料の問題です。日本では白米のブドウ糖を基準に測定をしているようで、白米のブドウ糖50グラムはだいたいお茶碗1杯くらいですが、ニンジンのブドウ糖50グラムは200グラムのニンジン3本分くらいに相当します。
　ニンジンやカボチャなどの野菜、ジャガイモなどのイモ類には食物繊維が豊富ですし、そもそも白米の基準から測定するのがナンセンスと言えます。

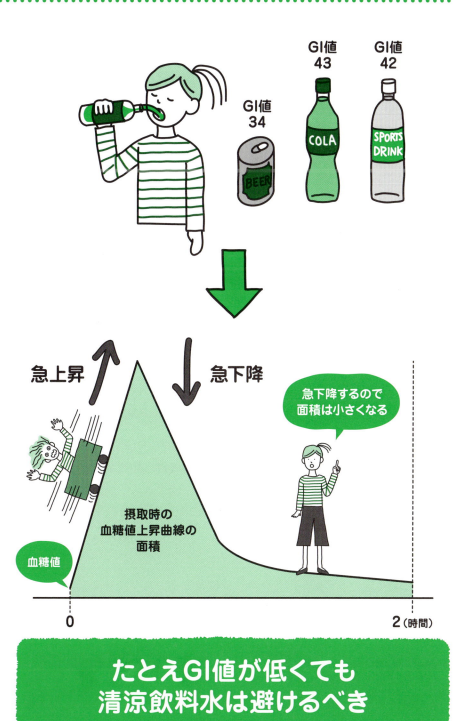

11 ジャンクフードは食べ物と思うな！

　皆さんはジャンクフードの定義をご存じですか？　中には、ファストフードだけがジャンクフードだと勘違いしている人も多いようですが……。
　ジャンク（junk）とは「くず・ガラクタ」のことを指し、「食べる価値のないもの」というような意味になります。もう少し具体的に言えば、**カロリーは高いけれど、体に良い栄養素であるミネラルやビタミンが少なく、吸収の速い糖質と体に悪い脂質、そして添加物が多い食べ物のことです。**

　ファストフードのフライドポテトやハンバーガー、ドーナツやポテトチップス、ポップコーンなどもそうですし、スナック菓子などのお菓子類などもジャンクフードです。意外にもジャンクだと思われていないのが、ケーキやアイスクリーム。しかし、これらもミネラルやビタミンはほとんどありませんから、ジャンクフードに該当します。
　さらに言えば、**パン類もほとんどジャンクフードです。**
　菓子パンはもちろんのこと、精製した小麦粉で作ったパンやバターをたっぷり使ったパンは、それ自体吸収の速い炭水化物であり、脂質も豊富。しかも、パンに多く使われるマーガリンやショートニングなどの人工油脂や保存が効くものは添加物も多く、とても健康的とは言えない食べ物です。

　ひどい食生活と言えば、1食をカップ麺等のインスタント食品のみにしたり、菓子パン2つとコーヒー牛乳のような甘い飲料で食事としている人も多いですね。
　これでヤセたいから腹筋運動やランニングを始めたなんて言われたら、「本当にやるべきことが間違っている！」と言いたくなります。
　まずやるべきは、運動ではありません。ジャンクフードを食事だという考え方自体を改めることです。

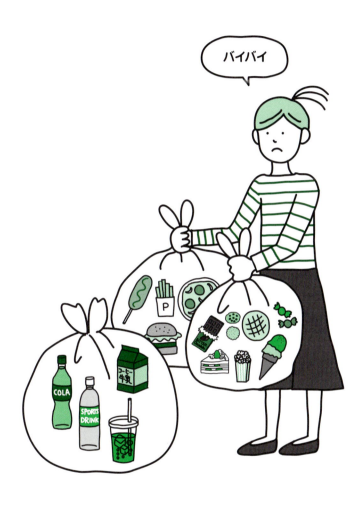

栄養素が少なく、糖・脂質・添加物が多くて、ゴミも同然

血糖値が高い人ほど早く老ける

　他にもジャンクフードの危険性として言われているのが、AGEs という物質です。AGEs（Advanced Glycation End-products）とは、「終末糖化産物」の頭文字をとった言葉で、糖とタンパク質が熱によって結合した物質です。
　ホットケーキを焼くと、きつね色になりますよね。これはタンパク質と糖が熱で結合した結果出る「メイラード反応」で、簡単に言うと「糖化」です。

　炭水化物を摂取すると、血糖という形で全身に運ばれますが、これが体内の筋肉や皮膚などのタンパク質と結合して AGEs を作り出します。そして、それがシミやシワ、たるみなどの原因ではないかと言われています。
　また外的なものだけではありません。糖の摂りすぎによる白内障や、心臓病の原因にも AGEs が関わっているそうです。血糖値が高いと体内の AGEs が多いとされ、死亡や病気のリスクも一気に高くなる傾向にあります。血糖値が高い人ほど老けるのが早いと言われるのも、AGEs が関係しています。

　では AGEs の増加を防ぐためにはどうしたら良いでしょうか？　それは急激に血糖値を上げる食品を選ばないようにし、多量に摂取しないことです。
　AGEs は体内で生成されるだけではなく、熱処理してすでに糖化した食べ物自体にも含まれています。そして、その約 7％が体内に取り込まれます。世の中の食べ物は、ナマモノや発酵食品でないかぎり、たいていが熱処理をされていますから、AGEs が発生していると言われており、これを体内に多く取り入れると老化につながるのです。
　AGEs を摂取して即、体に影響が出るということはありませんが、ジャンクフードの AGEs の含有量はとてつもなく多く、さらに糖度の高い清涼飲料水などを合わせると、それこそ最悪の状態になってしまいます。
　糖化＝細胞の老化と肝に銘じておくことが大切でしょう。

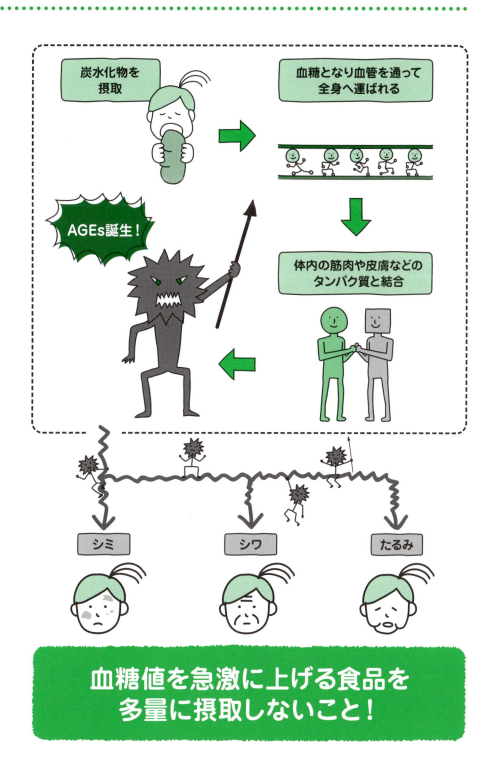

13 植物油はヘルシーじゃない

「ヘルシー○○」とか「カロリーオフで太りにくい！」とか、さまざまなうたい文句で売り出されているいろいろな植物油。「バターよりはカロリーが低そうだし植物油を使おう」そう思う人は多いでしょう。ですが、はたして、本当にヘルシーなのでしょうか？

そもそも油分の少ない植物から、油の部分だけを抽出・精製しているのが植物油です。ここで言う植物油とは、サラダ油、大豆油、菜種油などを指します。

例えば、サラダ油の主な原料である大豆油は、溶剤を使ったり、脱臭・脱色を行わないと製品とならないため、加工度が高い食品と言えます。

80ページでもふれますが、自然本来の姿から離れれば離れるほど、つまり精製度が高くなればなるほど、健康には良くない傾向があるのです。ちなみにバター等の動物性脂と、植物油、どちらのほうが精製度が高いかというと完全に植物油です。ところが、CMなどのイメージ先行で植物油をヘルシーと盲信している人が多いのが残念でなりません。

これら人工的に精製された油の特徴は、酸化が起きやすいこと。すなわち体を錆びさせる＝老化させる原因である活性酸素を生み出すもととなっているのです。

さらに言えば、サラダ油に代表される植物油の弱点は不飽和脂肪酸のオメガ6（リノール酸）が多いものがほとんどであるということです。詳しくは70ページでお話ししますが、**オメガ6の特徴は体内の炎症を起こしやすく、アレルギーの原因にもなりうると言われています。**

ヘルシーだと思って摂取した植物が実は老化や体調不良につながるなんて、最も避けたいことですね。

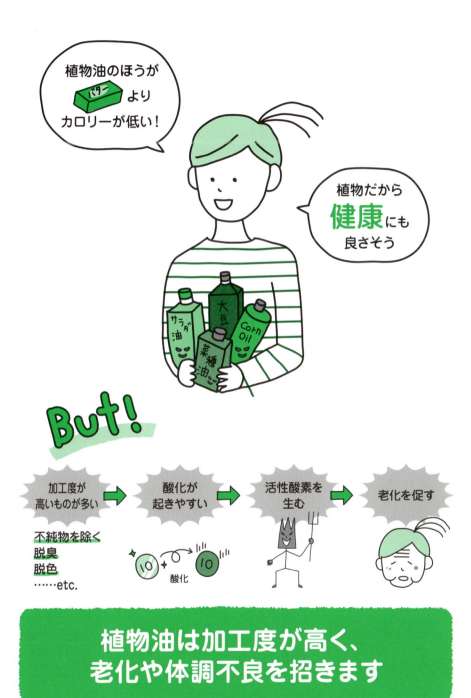

14 コンビニチョコは チョコレートにあらず

　ダイエット指導をしていると「チョコレートが好きでやめられないんです」という人がけっこういます。そんな時に私がいつも聞くのが「どういうチョコレートを食べていますか？」という質問。
　その答えは一般的に売られている普通のチョコレート菓子であることが多いのですが、**残念ながらそのほとんどはチョコレートではありません。**

　というのも、皆さんは原材料名をしっかり見ているでしょうか？
　ぜひ一度、コンビニなどで売られているチョコレート菓子のパッケージ裏の原材料名をチェックしてみてください。
　たいていの場合、一番最初に「砂糖」と書いてあるはずです。そうです、つまり**それは「砂糖がチョコレート味になっている食べ物」であり、「チョコレート」ではありません。**言い換えると、チョコレート味の砂糖のかたまりです。
　ご存じだと思いますが、原材料名は一番多いものから順番に書くように定められています。ですから、安価な値段で売られているチョコレート菓子のほとんどが最初に「砂糖」と表示されています。
　表にはカカオ75％だとか、ビターチョコレートと書いてあるのに、裏を見たら原材料「砂糖」が最初に表示されている場合もよくあります。
　本当にチョコレートが好きなのであれば、**原材料名の最初にカカオマスという表示があり、砂糖の表示が3番目以降、最低でも2番目に来ているものを選んでいただきたいものです。**
　そして、本物のチョコレートを食べた後に、もう一度今までチョコレートだと思い込んでいたものを食べてみてください。味の違いに驚嘆されることと思います。何より、「自分が大好きだったのはチョコレートではなく、ただの砂糖だったんだ」と気づくことでしょう。

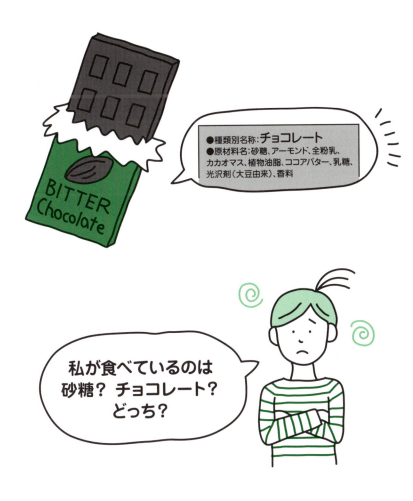

加工食品の原材料表示は
必ずチェックしましょう

15 「無添加」「減塩」にまどわされるな！

　太る太らない以前の問題に、私が最も危険視しているのは、**自分が口にしているものが何かもわからずに食べている人が多い**ということです。
　例えば、パン屋さんの手作りパンとスーパーなどに売られている袋詰めのパンは同じパンでしょうか？　小麦を主成分としている事実は変わりませんが、すぐに食べることを想定している手作りパンと、製造から物流など、ある程度日持ちし、食中毒などを避けるために防腐剤など入れられているパン。ずいぶん違いますよね。

　何が入っているのかを表示で確認できるものもあれば、表示義務がなく書かれていないこともあります。
　「無添加」や「減塩」という表示が健康の印だと勘違いして買ってしまう人がいますが、裏の表示を見ていなければ、意味がありません。
　保存料を使わない代わりに、保存料と表示しなくていい成分を入れている食品もあります。減塩したことで薄くなった味を合成調味料で味付けする場合や、塩で保存が効かなくなった分、合成保存料を入れる場合もあります。
　こういうことを書くと「怖くて何を食べたらいいかわからなくなる」と言われるのですが、別に脅したくて言っているのではありません。普通に考えれば24時間いつでも食べ物が食べられることのほうが異常であり、それが当たり前だと感じている状態はとても危険だと知っていただきたいのです。

　食べすぎて太ったという自覚はあるけれども、何を食べて太ったかわからないという人は、ぜひこれから、
●**加工食品の原材料名は必ず見る**
●**自分が今何を食べているかを自覚しながら食べる**
　ということを心がけましょう。

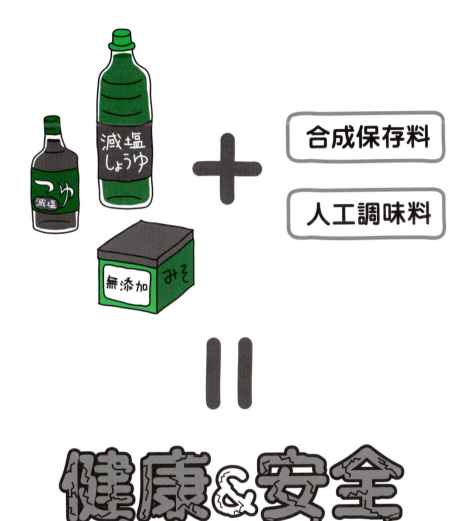

16 ゼロカロリー飲料や食品は危険！

「糖質をできるだけ摂らないようにしています！」と誇らしげに言う人にかぎって、手を出してしまう商品があります。それは、スーパーなどのドリンクコーナーに並ぶ、ゼロカロリーやカロリーオフの飲料などです。

日本の栄養成分表示の表示基準により、100ミリリットルあたり5キロカロリー未満のものは「ゼロ・レス・ノン・無」という表示が可能です。

ですからカロリーゼロといっても完全なゼロというわけではないのですが……そもそも、なぜ甘いのにカロリーを落とすことができるのでしょうか？

それは、人工甘味料のおかげです。

人工甘味料はその名の通り人工的に作られたものですから、人間の体が本来必要とするような自然食品ではありません。 しかも、甘いにもかかわらず、エネルギーとして血糖値が普通の糖質のように上昇することはありません。

だからといって、「それはいいね！」と考えるのは大間違いです。

そもそも体は、下がった血糖値を上げたくて炭水化物をほしがるのです。にもかかわらず、甘いものを摂取したいという精神的欲求を満たしても、無糖の飲料では血糖値が上がらず、体の生理的欲求はいつまでも満たせません。

理屈上それで体脂肪は増えないということにはなりますが、他の食品の自然な味に満足できなくなり、肝心の甘いものへの欲求や味覚といった精神面や感覚が鈍ってしまう恐れがあります。

人工甘味料が肥満や糖尿病に効果があるという有力な情報はありません。**むしろ逆にそれらを定期的に摂取している人は、そうでない人よりも疾患リスクが高く、6倍も体脂肪を溜めやすくなる**とさえ言われています。

目先のカロリーだけを気にしていると、余計太りやすい体質になってしまうのです。

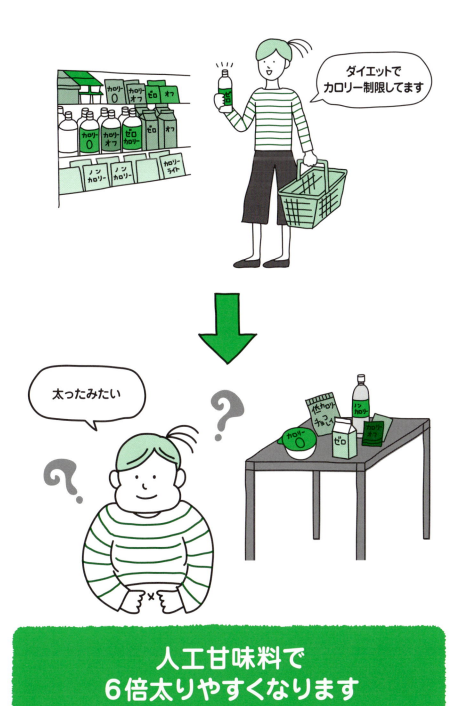

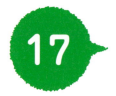

濃縮還元ジュースに気をつけよう

　もうひとつ注意していただきたいのが、市販の野菜ジュースや濃縮還元果汁100％の果物ジュースです。
　健康的なイメージとは裏腹に、これらはすべて**ほぼ糖質しか摂れない飲み物**だということはご存じでしょうか？

　濃縮還元とは、さまざまな方法で果汁の水分を飛ばし、再び水分を加える方法です。なぜこんなことをするのかというと、運搬の際に物資の総容積を減らして輸送コストを大幅に少なくするためです。
　そして、商品になる時に水分を加えて還元されたジュースは、果物や野菜特有の香りが損なわれているため、必ず香料が添加されています。また、還元の方法にはいろいろありますが、その過程で栄養素が破壊されることも多く、後からビタミンを添加したりと、もはや天然の栄養素は期待できません。
　しかも、コストを下げるために使われている野菜や果物ですから、どこで栽培されたのかわからないものもあります。

　それにもうひとつ、心配があります。それは糖質が多いこと。ショ糖が添加されていることもありますし、成分表を見ると案外、炭水化物が多いことがよくあります。果糖も結局は糖質なので、野菜ジュースや果物ジュースを飲むことで瞬時にエネルギーとして蓄えられます。つまり、清涼飲料水とさほど変わりません。
　体に良いと思って、**野菜ジュースを飲みすぎて血糖値が上がってしまった人や、糖尿病になった原因が野菜ジュースや果物ジュースの飲みすぎだったという人も**いるくらいです。
　36ページで触れたAGEsの観点からも、実は果糖のほうが**ブドウ糖の10倍のスピードで糖化をし、AGEsを作りやすい**とも言われています。

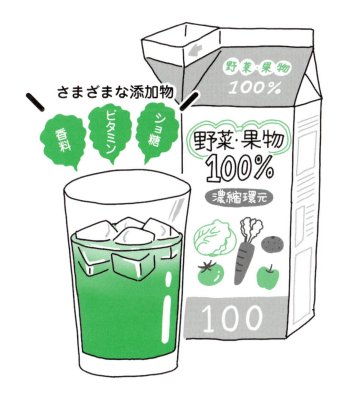

ショ糖や果糖など糖質が多く、ほぼ清涼飲料水と同じです!

CHAPTER 1 運動だけではヤセられない!?

CHAPTER 2 こんな生活があなたを太らせる!

CHAPTER 3 食べてヤセる高NCレートダイエット

CHAPTER 4 ダイエットとメンタルの関係

18 肥満の原因は小麦？

　最近耳にするようになったダイエット法として、グルテンを避けた食事をする「グルテンフリーダイエット」があります。ハリウッドセレブが成功したとのことでこのダイエット法は大ブームになりました。グルテンとは小麦などの胚乳に含まれるタンパク質の一種で、小麦を練った時に出る粘りや弾力を作る成分です。

　このグルテンは腸壁を傷つけるということで小麦アレルギーの原因物質とも言われています。近年では**食欲増進作用がある**ということもわかってきました。研究では、**グルテンの成分が食欲を刺激し、必要以上に食べ物を欲して肥満を引き起こす**というのです。
　このグルテンが含まれる代表的な小麦製品には、パン、パスタやラーメン、うどんなどの麺類、ケーキやドーナツといったお菓子があります。

　一方、**お米や米粉製品、蕎麦粉100％の蕎麦やビーフン、フォー、春雨などには含まれていません。**
　そもそもグルテンが含まれている食べ物自体、太る要素が多いものばかりです。パンやケーキといった小麦製品のほとんどが糖質＋脂質の組み合わせであり、消化が速くて血糖値を上げやすい食品ですからね。パンが主食のアメリカ人がこれを抜けば、必然的に糖質の摂取量が減り、ヤセるでしょう。

　日本人である私達の場合、小麦製品を避けるということは、結果的に米食に行き着くことにもなります。毎日お米を食べる機会が減ってしまった現代人が和食に回帰するきっかけとなる――そういう意味ではグルテンフリーも良いでしょう。

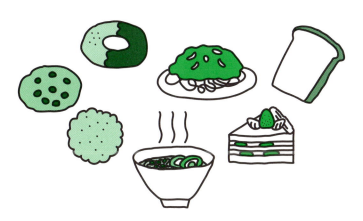

食欲 ➡ 増進

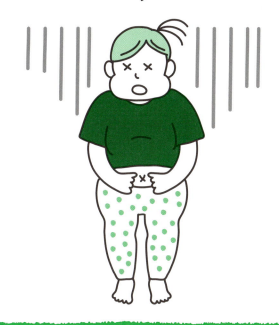

小麦製品に含まれるグルテンは食欲増進効果があります

19 食べる量を減らせばヤセられる？

　日本では「ダイエット＝減量」という意味でとらえられていますから、ダイエットというと、どうしても多くの人が食事の量を減らそうとします。
　一般的に「太る」のは「おなかいっぱい食べすぎる」ことが原因で、単純にその量を減らせばヤセていくという理解が広く浸透しているようです。
　もちろん、食べる量を減らせば体重は増えにくくなり、基本的には減量もできるとは思います。しかし、ただ食べる量を減らしても、何かがうまくいかないと途中で気づくのではないでしょうか。

　例えば、アメ玉を１袋食べて、おなかはパンパンにふくれるでしょうか？ 恐らくふくれないでしょう。また、甘いジュースをたくさん飲んで、飲んだ時は苦しいくらいおなかがいっぱいになったとしても、しばらくして尿として排出されると、もう苦しくもなんともない……。このようなことは多くの人が体験しているでしょう。
　これに対して体に良いとされる玄米や味噌汁、魚や和食の惣菜などをおなかいっぱい食べた時はどうですか？　腹もちが良く、消化吸収も良いので内臓に負担をかけませんから、ラクですよね。

　結果的にどちらが太ってしまうのかというと、やはり前者なのです。しかし、ダイエット中の人に食生活について聞いてみると、朝はドーナツをひとつだけという人や、ごはんを食べると太るから重さの軽いパンを食べているとか、とにかく「食べる量自体を減らしてしまう」人が後を絶ちません。
　本当にやめるべきなのは、ついつい手を出してしまうお菓子や晩酌のビールのはずです。それをわかっていながらも、それらをやめないままでは、ヤセることは難しいのです。むしろ逆に、太ってしまうこともあるでしょう。

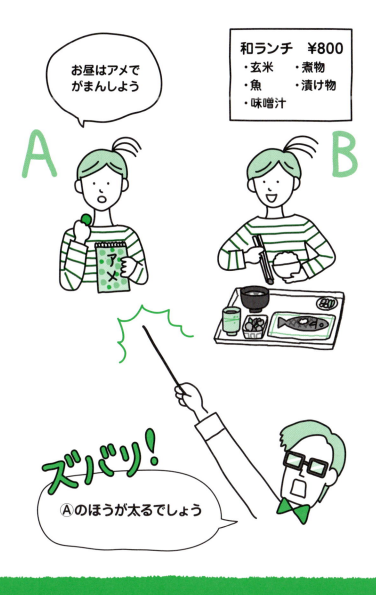

20 ダイエットに失敗する2つのタイプ

　まずひとつめは、「**食生活を変えずに運動でなんとかしようとするタイプ**」。
　今の食生活を変える気がまったくなく、おいしいものを好きなだけ食べる生活を続けたまま、その分運動量を増やすことでヤセようという考え方の人です。「普段あまり運動をしていないのだから、そんな自分が運動を始めたら絶対にヤセるはず！」という思いもあるでしょう。
　しかし、実はこれは思ったほど効果が出ません。消費カロリーが摂取カロリーを上回る分動けばいいわけですが、第1章でお話しした通り、かなり非効率的な方法です。もちろん、1年でも続ければ体の変化は望めると思いますが、労力に比べると、思った以上に効果は出ません。
　そして、食の量に対してものすごく運動量が必要な人の場合（つまり、食べる量が多い人ですね）、何かの拍子に運動をパッタリとやめると、もちろん待っているのはリバウンドです。
　たくさん食べて、たくさん動くという生活を日常的にしていくのは非現実的なのです。しかも、たくさん動いたという達成感に対して、食欲は以前より強まってしまうという地獄の中で生活することになります。

　2つめは、**若い女性に特に多い「とにかく食を減らすタイプ」**です。
　正しい食の内容については第3章でお話ししますが、本章でお話ししたような危険な食品を避けたり、改善していったりすることはとても重要です。そもそも太る原因のほとんどは太るような食べ物の過剰摂取ですから、引き算で食の量を減らすことはもちろん必要です。
　しかし、目的はあくまで体脂肪を効率よく落とすこと。**体脂肪を落とすために材料となる栄養素までもカットしてしまうといくら食を減らしてもヤセられません。**

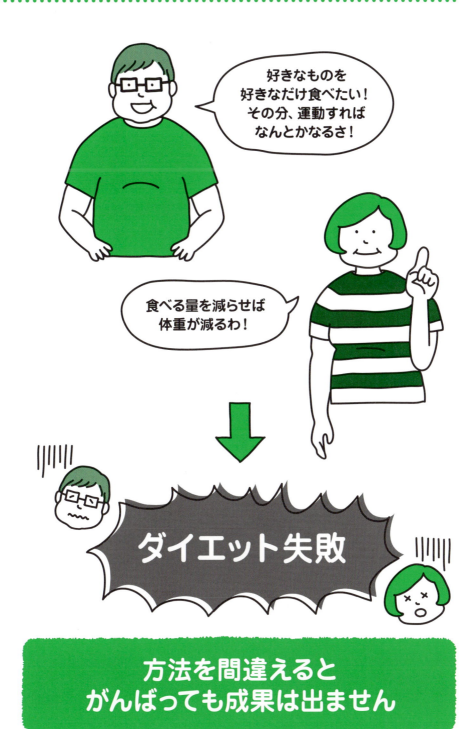

21 ３か月続かない
ダイエット法はムダ

　太りやすい人は、短期間でなんとか結果を出そうという考え方をします。ですが、短期で結果を出したら体は短期で元に戻ろうとしてしまいます。
　これは体の恒常性と言われていて、体が今の状態を通常だと認識するには最低でも３か月は必要なのです。そして、３か月で作った体は、３か月以上かけて維持しなければ適応してくれないのです。

　つまり、**ダイエットで一番重要なのは、結果を維持すること**です。
　１年で10キログラムの減量に成功したのであれば、もう１年間それを維持しなければなりません。太る傾向のある人、リバウンドしやすい人は「ダイエットに成功したら、また前のように好きなだけ食べられる」と勘違いしています。しかしそうではありません。**「前より好きなものをほしがらなくなった状態」になってこそ成功と言えるのです。**
　そういう意味でも、日常生活に負担になるほどの運動時間を「足し算」することはおすすめできません。よほど運動が楽しくてハマってしまった人以外、トレーニングは週２回までがいいでしょう。

　逆に、「引き算」しすぎてしまう人も問題です。あれもこれも引いてしまえば、当然結果は出ます。しかし一生、そんな食生活を続けられるでしょうか？
　まず必要なのは、取捨選択できる知識です。太りやすい食べ物は避け、**代謝が上がり体脂肪を燃やしてくれる栄養価の高い食材を選びましょう。そして、おなかがすきすぎない程度に少量の摂取で満足できるようにすることが重要です。**
　何が必要なのかもわからず、とにかくおなかいっぱいになってはいけないという考えから、食べる量を減らしたり、嵩(かさ)があるだけで栄養のない食べ物で満腹感をごまかしてはいけません。苦しい思いをするだけです。

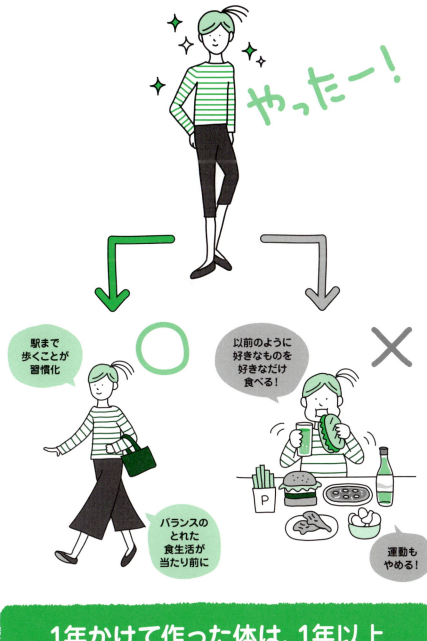

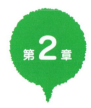

第2章 まとめ

- ☐ 好きなものを好きなだけ食べると糖尿病まっしぐら
- ☐ 市販の加工食品は老化・肥満のもと
- ☐ 「無添加」「減塩」「1日分の野菜」というフレーズには要警戒！
- ☐ パン食はダイエットには不向き
- ☐ 3か月続かないダイエットは即リバウンド

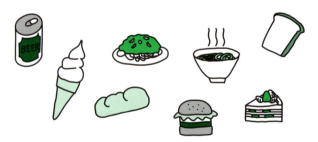

第3章

食べてヤセる高N/Cレートダイエット

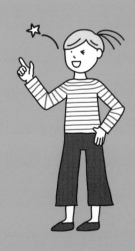

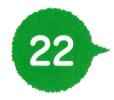

「何を食べたか」が一番大切

　普段皆さんが口にしている食べ物、ヘルシーだと思っている食べ物の危険性をお話しすると、「じゃあ結局、何を食べたらいいの？」という声をよく聞きます。

　第3章では、そんな皆さんに**太らない食べ物**をご紹介していきます。
　もちろん、太らない食べ物と言っても、食べすぎれば余ったエネルギーは体脂肪として蓄えられます。しかし、食べ物を食べるということは、体の中に栄養素を取り入れて、それを体内で化学反応を起こさせるということですから、何を食べたかというのはとても重要なのです。

　私達の体の細胞は日々、生まれ変わっています。体の細胞は1年間ですべて入れ替わると言われていますが、その材料となるのは私達が食べて、消化吸収したものです。
　不自然な食べ物を摂取すれば、それによって体が拒否反応を起こすこともありますし、時間をかけて悪い影響を与えて病気の原因になることもあります。体が正常に反応できなくなると、体脂肪が蓄えられやすくなるということも考えられます。
　つまり、あなたの今の体の状態は、あなたが選んで摂取し、吸収した食べ物の結果です。ですから、それを他のせいにして、食生活を改善しないまま体を変化させようとしても難しいのです。
　そんなわけでダイエットにおいては運動を中心に考えるよりも、食を考えることをまず優先してください。太りやすい食べ物を習慣的に食べていれば、もはや運動だけで改善していくことは無理です。そもそも、**適切な食事をしているならヤセる必要なんてないはずなのですから。**

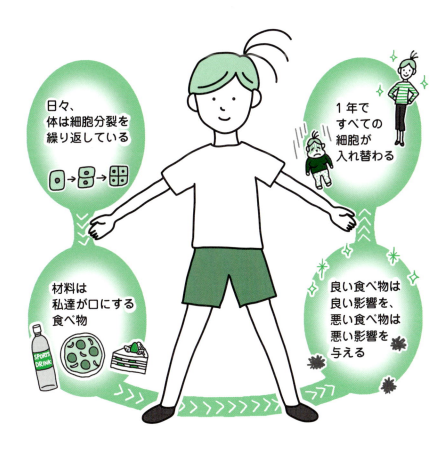

今のあなたの姿は
摂取した食べ物の結果です

23 ミネラルとビタミンは外せない！

　食べ物には五大栄養素というものがあります。そのうちの三大栄養素とは先にも挙げたタンパク質、脂質、炭水化物（糖質）です。カロリーがあるのは、この3つの栄養素です。そして、後の2つはミネラルとビタミンです。**ミネラルとビタミンにはカロリーはありませんが、体の代謝に大きく関わっています。**
　では、このミネラルとビタミンについてお話ししていきましょう。

　ある食べ物の総カロリーに対して、**ミネラルやビタミンといった栄養素がどれだけ含まれているかの比率を、N/Cレートと言います。** NはNutrient value（栄養的価値）、CはCalorie（総カロリー）を意味します。
　例えば、お米について考えてみましょう。普段多くの人達が食べている白米の元の形は玄米です。玄米の周りについているミネラル・ビタミン・食物繊維の豊富な糠（ぬか）と胚芽を取り除くことを精米と言います。精米してでんぷんだけが豊富な胚乳にしたのが白米です。でんぷんは炭水化物ですから、精製することで糖分の塊にしてしまっているということです。
　これをN/Cレートで見ると、同じ分量の玄米と白米があった場合、玄米には周りにカロリーがほとんどない糠と胚芽がありますので、**白米よりも玄米のほうがN/Cレートが高い**ということになります。

　精製された食べ物は、基本的にミネラル・ビタミンが不足し、すなわちN/Cレートが低いものが多く、市販の食品もそのようなものがほとんどです。また、保存料や着色料、化学調味料などの添加物が豊富に含まれているため、それらの消化吸収に大変な労力を要します。そのため、体内のミネラル・ビタミンを余計に消費してしまうことにもなり、体脂肪の燃焼に使う分が不足してしまうのです。悪循環を防ぐためにも、より自然で高N/Cレートの食品を選んで食べていく習慣が重要です。

ミネラルの役割と欠乏症

成分		役割	欠乏症・備考
ミネラル	カリウム	体液の浸透圧の調節、余分なナトリウムを細胞外に排出	浮腫　低血糖　筋肉の衰え　疲れやすい
	カルシウム	骨や歯を形成(ビタミンD不足で吸収に影響。骨に負荷をかけることで強度を保てる)	骨粗しょう症
	マグネシウム	300種類以上の酵素を活性化する働き。筋肉の収縮や神経情報の伝達、体温・血圧の調整	不整脈や虚血性心疾患、高血圧、筋肉のけいれん　神経過敏や抑うつ感
	リン	骨や歯を形成。細胞のpHバランスや浸透圧を保つ	欠乏症はまずないが、摂りすぎに注意
	鉄	赤血球のヘモグロビンや筋肉中のミオグロビン	集中力の低下や、頭痛、食欲不振などの症状
	亜鉛	200種類以上の酵素の必須性分。発育促進、傷の回復、味覚の正常化	成長障害　貧血　味覚異常　皮膚炎　うつ状態
	銅	赤血球のヘモグロビンに必須。多くの酵素の成分	貧血　毛髪　皮膚の脱色
	マンガン	糖質、脂質、タンパク質の代謝、骨の発育を助ける	骨の成長障害　性機能・妊娠能力低下　過剰摂取で中毒化

ビタミンの役割と欠乏症

成分		役割	欠乏症・備考
ビタミン	ビタミンA(レチノール)	皮膚や喉、鼻、消化器官などの粘膜を正常に保つ	レチノールは過剰摂取に注意
	ビタミンD	カルシウムやリンの吸収を良くし、骨や歯へ定着させる	骨軟化症　骨粗しょう症
	ビタミンE	強い抗酸化作用活性酸素の害から体を守る。血行障害からくる肩こり、頭痛、冷え性を改善	ごくまれに神経障害
	ビタミンK	出血時に血を固める　骨にカルシウムを定着	欠乏すると、血液凝固に時間がかかる。体内合成がされるので欠乏は心配ない
	ビタミンB1	糖質がエネルギーになる際の補助となる酵素	疲労物質の蓄積が増える　食欲不振、倦怠感、手足のしびれ、むくみ、動悸等
	ビタミンB2	脂質の代謝を促進する　皮膚・髪・爪の再生	口角炎、口内炎、舌炎。肌荒れ、髪のトラブル　目が充血。子どもは成長障害
	ビタミンC	抗酸化作用、副腎皮質ホルモンの合成を促進コラーゲン合成	壊血病　肌荒れ　風邪
	ナイアシン	脂質、糖質、タンパク質の代謝を助ける。アセトアルデヒドの分解	ペラグラ(皮膚炎、下痢、認知症)
	ビタミンB6	タンパク質や脂質の代謝を助ける	アレルギー症状。目、鼻、口、耳の周囲の湿疹　神経系異常。脚がつる
	ビタミンB12	悪性貧血を防ぐ。神経細胞内の核質やタンパク質を合成、修復	貧血。植物性食品にはほとんど含まれず、菜食主義者は欠乏することがある。
	葉酸	赤血球や細胞の新生に必須胎児の正常な発育に不可欠で、妊娠・授乳中は特に必要	口腔の炎症　肌荒れ　疲労感　通常は欠乏することはなく、多量摂取で亜鉛の吸収が阻害
	パントテン酸	脂質、糖質、タンパク質の代謝を助ける。体の抵抗力を高める	皮膚炎　成長障害

ミネラルやビタミンといった栄養素がどれだけ含まれているかを表す比率 = ビタミン・ミネラル 栄養 (Nutrition) / カロリー (Calorie)

24 マグネシウムとビタミンB群でヤセる！

　ダイエットという観点で最初にご紹介したい栄養素は、ミネラルの中でも最も大事なマグネシウムです。主に玄米や海藻、豆類に含まれます。
　マグネシウムは、糖を代謝するのに必要なだけでなく、体内酵素の 300 種類以上の働きを助ける役目を持っています。
　なお、マグネシウムは抗ストレスミネラルとも呼ばれ、ストレスを受けた時に消耗するので、社会的・精神的ストレスが多い人は特に不足してしまいがちです。脚がつりやすい人や、便秘の人なども気をつけたいところです。

　そうでなくとも日本人はこのマグネシウムが不足しがちです。平成 21 年の国民健康・栄養調査では男性 254 ミリグラム、女性 227 ミリグラムという平均値でした。これは 30 〜 49 歳男性の推奨値である 370 ミリグラム、女性 290 ミリグラムに遠く及びません。
　その上、**添加物やストレス等で消費しているとすれば、必要量を摂取していても体内では不足している**という状況です。61 ページの表のような不足症状が出ていないかしっかり確認しておくと良いでしょう。

　次に、ダイエットで必要なのはビタミン B 群です。特に**ビタミン B1 は糖質、ビタミン B2 は脂質とそれぞれの代謝に関わる栄養素**です。
　ビタミン B1 はマグネシウムと連係して作用し、多くの体内酵素の補酵素としても働きます。しかし、ビタミン B1 群は水溶性ビタミンで、摂取してもすぐに尿として排出され、体内で保持することができません。ですから、常に摂取しておく必要があるというのがポイントです。
　また、ビタミン B 群が不足すると、身体の疲労感やむくみ、肩こり、口内炎や肌荒れが起きやすくなります。うつ症状の原因とも言われ、**マグネシウムと合わせてストレスによる消費と摂取不足が危険視される栄養素**です。

マグネシウムを多く含む食品

植物性食品	mg/100g
玄米	110
大豆（国産）	220
アーモンド	290
カボチャ	530
ひじき	640
カットわかめ	410
刻み昆布	720
インスタントコーヒー	410
ピュアココア	440

動物性食品	mg/100g
パルメザンチーズ	55
たたみいわし	190
削り節	91
いくら	95
すじこ	80
さば節	140
するめ	170
干しえび	520
はまぐり（つくだ煮）	95

ビタミンB群を多く含む食品

ビタミンB1食品	mg/100g
ぶた　ヒレ（赤肉、焼き）	2.09
うなぎ（かば焼）	0.75
ぶた　肩（赤肉、生）	0.75
ぶた　ロース（脂身つき、焼き）	0.90
ぶた　もも（皮下脂肪なし、焼き）	1.19
ボンレスハム	0.90
ロースベーコン	0.59

ビタミンB2食品	mg/100g
スモークレバー	5.17
レバーソーセージ	1.42
ビーフジャーキー	0.45
うなぎ（かば焼）	0.74
すじこ	0.61
たらこ（焼き）	0.53
からすみ	0.93

出典：日本食品標準成分表　2015年版（七訂）

ダイエットの鍵「マグネシウム」はストレスで減ってしまいます

市販のサラダでは栄養不足

　ダイエットの基本は野菜を食べることだと理解している人が多いと思いますが、野菜でも緑黄色野菜でないと、実は栄養素はとても少ないのです。

　コンビニなどで売られているキュウリやキャベツ、レタスしか入っていないサラダでは、残念ながら必要なミネラル・ビタミンが十分に摂取できません。野菜が入っていたり、サラダが付け合わせにあると「バランスがとれた食事」と安易に思いがちですが、その内訳の種類や栄養素を理解できてはじめて、バランスがとれているかどうかの判断ができると言えるでしょう。

　では、おすすめの野菜をご紹介しましょう。
　まずは、**ニンジン、カボチャ、トマト、ピーマン、ホウレンソウなどの色の濃い野菜、緑黄色野菜**です。
　ミネラルやビタミンが豊富で、「原則として可食部100グラムあたりカロチン含有量が600マイクログラム以上の野菜」と厚労省では定義されています。また、トマトやピーマンなど、1回に食べる量や使用回数の多い色の濃い野菜も認められています。
　次に、**ワカメや昆布、ひじきなどの海藻類とゴマやくるみなどの種子類**です。これらはマグネシウムやカルシウム、亜鉛、鉄などのミネラルをバランス良く含み、ビタミンも豊富に含まれています。種子類は良質な脂質も摂ることができるため、必ず摂取したい食品です。
　さらに、和食では定番の**きのこ類やイモ類**もおすすめです。
　きのこは、低カロリーでありながらビタミンが豊富で、野菜に負けないダイエットの味方になってくれます。まさに高N/Cレート食品の代表とも言えます。
　イモ類は穀物なので炭水化物になりますが、さつまいも、さといも、やまいもはカリウムやビタミンC、ベータカロチン、食物繊維が豊富ですので、食材として取り入れるのは問題ありません。

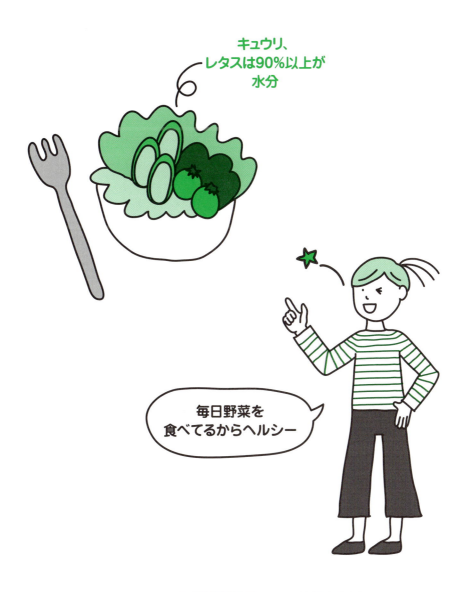

緑黄色野菜以外の野菜は
ミネラル・ビタミンが足りません

26 マゴワヤサシイで簡単にヤセられる

昔から日本にある食材を総称して、マゴワヤサシイ食品と呼びます。
　マが豆類、ゴがゴマなどの種子類、ワがワカメなどの海藻類、ヤが緑黄色野菜、サが小型の魚、シがしいたけなどのきのこ類、イがイモ類です。
　これらを主菜、副菜として、さらに**玄米と味噌汁をプラスした食事が、内臓に負担をかけずに消化吸収されて、さらにはミネラル・ビタミンを豊富に摂れる、高N/Cレート食品**というわけです。
　これらの食材のほとんどで良質な食物繊維が豊富に摂れるため、しっかり食べることで便通を促すことも可能ということも大事なポイントです。便秘にはヨーグルトという認識がある人は、ぜひこの「玄米＋味噌汁＋マゴワヤサシイ」の食事を積極的に食べてみることをおすすめします。

　逆に、オムライスやスパゲッティ、カレーライスや焼きそば、サンドイッチ、ラーメンやピザなどは、ミネラルやビタミンが不足しやすいにもかかわらず、糖質＋脂質の組み合わせになりやすく、高カロリーという、まさに低N/Cレートな食品ですから、太りやすく健康にも良くないということが言えるでしょう。**生まれつき太りやすい体質だとか、忙しいので運動不足だとか言う前に、このような食事を見直していくことが最も重要です。**

　また、「和食は良い！」ということをお伝えしてきましたが、ここで少し注意したいのが、和食にもデメリットがあるということです。
　和食は糖分と塩分が多いのです。味付けに砂糖を使うことが多く、調理法によっては主食以外の糖質を増やしてしまいかねません。
　また、欧米人と比べても、日本人のほうが塩分の摂取量が多いと言われ、食性から言っても塩分濃度は高くなってしまいがちです。血圧やむくみの面からも、味付けは濃くしないことがポイントです。

- マ ＝ 豆類
（味噌、納豆、豆腐、大豆、小豆、湯葉）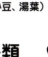

- ゴ ＝ ゴマなどの種子類
（ナッツ、くるみ、アーモンドなど）

- ワ ＝ ワカメなどの海藻類
（ひじき、昆布、もずく、のり、寒天）

- ヤ ＝ 野菜類
（緑黄色野菜中心）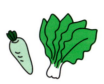

- サ ＝ 魚類
（小魚、背青魚）

- シ ＝ しいたけなどのきのこ類
（舞茸、エリンギ、干椎茸、きくらげ、えのき）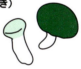

- イ ＝ イモ類
（さといも、さつまいも、やまいも）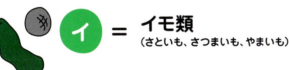

＋

玄米　味噌汁

理想的な食事は「マゴワヤサシイ＋玄米＋味噌汁」

CHAPTER 1　運動だけではヤセられない!?

CHAPTER 2　こんな生活があなたを太らせる！

CHAPTER 3　食べてヤセる高N/Cレートダイエット

CHAPTER 4　ダイエットとメンタルの関係

27 食べても太らない魔法の油でヤセる

　カロリーのある三大栄養素のうち、糖質の次に太るイメージが強いのは、脂質でしょう。しかし、糖質同様、すべてカットしてしまうことは危険です。
　カットしすぎると何が起こるかというと、まず美容面では乾燥肌や髪の毛が痛みやすくなるなどの影響が出る可能性があります。そもそも、私達の体の細胞を取り巻く細胞膜を作っているのが脂質なのです。
　また、体にとって重要な要素であるホルモンの材料でもあるので、筋肉を作ったり、体脂肪を燃やすなどのホルモンがうまく働いてくれなくなります。結果的に、体の調子が良くならなかったり、女性の場合は月経不順・PMS（月経前症候群）などが起こることもあります。つまり、**カットすべき脂質と積極的に摂ったほうが良い脂質があるということです。**

　もう少し詳しく説明するために、分解された後の脂肪酸についてもお話ししましょう。まず脂肪酸は食べ物によって**飽和脂肪酸**と**不飽和脂肪酸**に大別されます。飽和脂肪酸はざっくり言うと「脂」、不飽和脂肪酸は「油」です。
　脂とは、常温でかたまりになっているような肉の脂などのことです。分子構造上の隙間がなく、飽和状態となっているためにそういう名前で呼ばれます。そのため、酸素が結合する場所がないため、酸化しないのが特徴です。また、油のほうの不飽和脂肪酸についてですが、不飽和脂肪酸には飽和脂肪酸にはない二重結合というものが存在します。この数によって、**オメガ9、オメガ6、オメガ3**といった分類がされています。
　オメガ9は一価不飽和脂肪酸とも呼ばれ、体内でも合成ができるため、必ずしも食事から摂る必要はありません。オメガ3とオメガ6は必須脂肪酸と呼ばれ、体内では合成できません。この2つは正反対の性質をしており、オメガ6は体内の炎症を増やし、オメガ3は炎症を抑える作用があります。**つまり、ヤセるために摂るべきなのは、分解されるとオメガ3になる脂質です。**

```
                    脂肪酸
                   /      \
            飽和脂肪酸    不飽和脂肪酸
                          /        \
                    一価不飽和脂肪酸  多価不飽和脂肪酸
```

飽和脂肪酸
例：バター、牛脂、乳製品、卵黄

摂りすぎ注意の油。動物性タンパク質を摂ると必ずついてくるので、肉は部位などに注意する。 △

トランス脂肪酸
例：マーガリン、ショートニング、ファットスプレッド

植物性油に水素添加をすることにより、飽和脂肪酸に近い形にした、自然界に存在しない化学的な油。体内消化が困難で、発がん性も危ぶまれる。摂取はできるだけゼロにしたい。 ✕

オメガ9（オレイン酸）
例：オリーブ油、キャノーラ油、ごま油、米油、なたね油

糖やタンパク質で体内合成できるため、積極的に摂取する必要はないが、オメガ6を減らす代わりに調理などで使用したい。 △

オメガ6（リノール酸）
例：大豆油、ひまわり油、グレープシード油、紅花油、コーン油

摂りすぎている油。リノール酸は植物性油で体に良いという間違った広告の影響もある。無意識でも摂りすぎてしまうので、積極的に減らすようにする。揚げ物などで使うと、1食で1日の必要量をオーバーする。 ✕

オメガ3（α-リノレン酸）
例：亜麻仁油、エゴマ油、グリーンナッツ油、青魚、くるみ

積極的に摂るべき油。抗炎症作用や、血液をサラサラにする作用がある。植物性の食品に少量含まれるが、意識的に摂取しないと不足してしまう。 ◯

「油＝太る」ではありません。良い油は積極的に摂りましょう

28 オメガ6過多は太りやすくヤセにくい

　前項でもお話ししましたが、**ヤセるためには必ず脂質を摂取しなければなりません**。新鮮な小魚、そして亜麻仁油やくるみなどに含まれるオメガ3を積極的に摂取する必要があるのです。**オメガ3には、細胞膜を柔らかくし、炎症を抑える作用があります。**

　逆に、揚げ物やドレッシング、加工食品に含まれるオメガ6やトランス脂肪酸などの有害な油は特にできるだけ排除するように心がけなければなりません。**揚げ物は基本的に1食で1日のオメガ6の摂取量をオーバーしてしまいます。**また、加工食品では原材料名に「植物性油脂」と記載があればトランス脂肪酸かオメガ6と考えるのが妥当です。

　オメガ6は体内の炎症を強くする作用があります。また、それによって生活習慣病が原因で起こる脳梗塞や心筋梗塞、がんなどの病気を引き起こしやすくもなります。炎症というと、身近なところでは、アトピー性皮膚炎や花粉症などのアレルギー症状の原因とも言われています。アレルギーとは、体内で起こる炎症作用と体の拒否反応です。

　オメガ6過多の食生活は、体内の炎症作用を強め、アレルギー症状を起こしやすくするのです。ヤセるために必要なホルモンを受け取る受容器にも影響を与え、太りやすくヤセにくい体質を作り出します。

　オメガ3とオメガ6の摂取割合ですが、1対4程度が理想とされています。「オメガ6を4倍も摂っていいんだ」と思うかもしれませんが、現実で言うと、現代人の摂取割合は1対10〜50と言われています。**魚を食べる習慣がない人などは、まったくと言っていいほどオメガ3は摂取できていません。**普段の食生活では、積極的にオメガ3を摂取して、オメガ6をできるだけゼロにするつもりくらいでバランスがとれると考えたほうが良いでしょう。

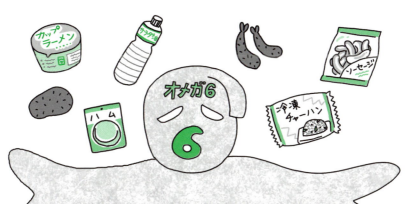

- × 体内の炎症を強くする
- × 脳梗塞、心筋梗塞、がんなどの病気を引き起こしやすくする
- × アトピー性皮膚炎、花粉症などのアレルギー症状を引き起こしやすくする
- × ヤセるために必要なホルモンを受け取る受容器に悪影響を与える

トランス脂肪酸とオメガ6は避け オメガ3を摂取しましょう

29 ダイエットの救世主、ヤセホルモン「レプチン」

　体脂肪を燃焼させるためには、体脂肪を燃焼させるホルモンをしっかり使わないといけません。そういったホルモンはたくさんありますが、そのひとつがレプチンです。**レプチンは、脂肪細胞から分泌されるホルモンで、体脂肪が増えてくると体のバランスを整えるために、代謝を上げてヤセやすくしてくれる「ヤセ」ホルモンです。**

　つまり、人間の本来の機能には、体脂肪が増えすぎると勝手にヤセやすくなって、太らないようになるシステムが備わっているということです。

　しかし、現実には、肥満から引き起こされる生活習慣病の原因、メタボリックシンドロームがこんなに騒がれています。これはいったいどういうことなのでしょうか？

　まさに、その原因がオメガ６やトランス脂肪酸を多く摂取している現代の食生活であると言われています。

　実際に体脂肪が増えてくれば、脂肪細胞から必要に応じてレプチンが分泌されます。しかし、**それを受け取るための受容器（レセプター）が狂ってしまうと、レプチンをうまく受信できなくなってしまうのです。**そうすると当然、レプチンは作用しません。このレセプターを狂わせる原因が、オメガ６などの悪い脂肪酸の影響で起こる細胞の炎症なのです。

　オメガ３の油が少なく、オメガ６など炎症を強くする油を摂りすぎていると、レプチンを受け取るための受容器がうまく作用しなくなってしまいます。

　私達の体の細胞は常に入れ替わっていて、筋肉を作ったり脂肪を分解、燃焼させたりという代謝を起こすためにはホルモンが必要です。その材料となる脂質を必要なだけ摂取することが重要なのです。しかし種類や量を気にせずに、摂りすぎると体に悪影響を与えるということも知っておきましょう。

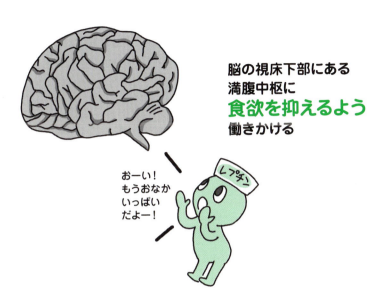

脳の視床下部にある満腹中枢に**食欲を抑えるよう**働きかける

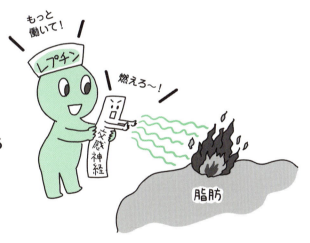

交感神経を活性化させることで**脂肪を燃やし**エネルギーを消費する

本来、人間の体には、太らないための機能が備わっています

 成功のコツは腸内環境にあり！

　腸内環境というと、まず思い浮かぶのが便通ではないでしょうか？　特に便秘は女性の4人に1人が悩まされていると言われています。

　太っている人に便秘の人が多いというデータはありませんが、便秘にはさまざまな弊害があります。美容的には肌荒れやむくみなどがあり、健康面ではアレルギーや免疫力の低下が考えられます。特に、**ダイエットをしている女性は、食べる量自体が少なく、便秘がちになっている場合があります。**そういう場合、便秘対策というと、どうしても野菜やヨーグルトといった「食物繊維」と「乳酸菌」を摂るという安易な方法に走りがちです。

　また、男性で多いのは肉などの動物性食品や加工食品の摂りすぎによる便秘、もしくは腸内環境の悪化です。食生活が悪くても食べる量が多いという理由で、押し出し式で便が出ているため、腸内環境が悪化していることに気づきにくいということもあります。

　腸内環境というのは、腸内細菌のバランスのことを言います。**腸内の善玉菌と悪玉菌、どちらでもない日和見菌のそれぞれが調和を保っているのが良い状態です。**

　腸内環境が悪化する原因としては、食物繊維がまったく含まれていない動物性タンパク質、もしくはほとんどない加工食品類を食べることが多いという食習慣が挙げられます。これらの食べ物が腸内で腐敗を起こし、悪玉菌を増やしてしまいます。

　腸内環境が悪化すると、増えた悪玉菌によってアンモニアなどの有害なガスを発生させます。これは、オナラが臭いというだけではなく、口臭や体臭、肌荒れや吹き出物の原因にもなります。実際に腸内環境を整え、便秘が解消されたことで、おなか周りがスッキリしたり、顔色や体調が良くなり、ヤセやすくなったという人はたくさんいるのです。

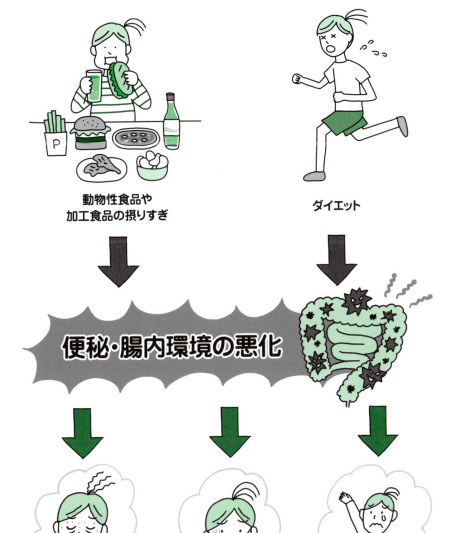

玄米を食べると おなかが張る理由

　では、食物繊維の摂り方を具体的にお話ししていきましょう。
　皆さん案外ご存じないのが、食物繊維は不溶性と水溶性の２つの種類に分かれているということです。そして、**食物繊維を摂っているつもりでも、どちらかに偏っていると逆に便秘の原因になってしまう可能性があるのです。**

　特に、玄米を食べているのにおなかが張って便秘になってしまう……という人に多いのがこのパターン。玄米に多い不溶性食物繊維は水を吸収して腸内で10倍にふくらんでカサを増やす役目をしてくれます。
　このカサによって便が押し出されてくれればいいのですが、これをしっかり出してくれるためには水溶性食物繊維が必要なのです。
　水溶性食物繊維は海藻類などに特に多く、水に溶けて食物をドロドロにしてくれます。一般的に食物は不溶性食物繊維が多く、水溶性のものが少ないので、食事の際、水溶性食物繊維の多い海藻類・豆類・イモ類・根菜類・きのこ類などが不足しないように心がけると良いでしょう。
　また、玄米だとどうしてもおなかが張るという人は、水溶性食物繊維が多い押し麦を使って、麦ごはんや雑穀ごはんにしても良いですね。

　腸内環境を良くするためには、善玉菌を活性化させる必要があります。
　善玉菌というと、どうしてもヨーグルトというイメージがありますが、ヨーグルトには一般的に糖質も多く含まれていたり、菌が入っていても、それが腸内に届く率も少ない上に、その人の腸内で定着する率も低いのです。ですから、ヨーグルトの効果を感じられない人は無理に食べる必要はありません。
　乳酸菌等の善玉菌はヨーグルト以外の発酵食品でも摂取できますから、**納豆や味噌、漬け物、キムチ**などを積極的に食べるのでも良いでしょう。

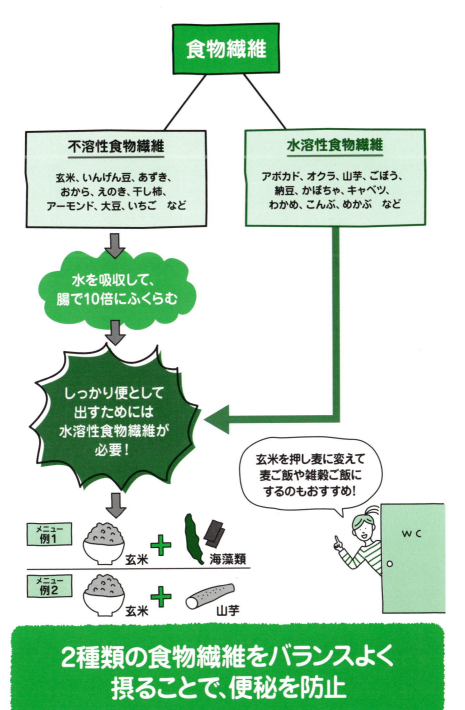

恐ろしすぎる！リーキーガット症候群

　便秘とは別に、最近よく耳にするのがリーキーガット症候群というもの。
　腸（Gut）の粘膜に穴があき、異物（タンパク質や菌・ウィルス等）が血液中にあふれ出る（Leak）病気、日本語では腸管壁浸漏症候群（ちょうかんへきしんろうしょうこうぐん）と言います。
　腸に穴があくなんて怖いことですが、**これが便秘や体臭の原因になるだけでなく、アトピーや花粉症、喘息、その他の食物アレルギーの原因ではないか**とも言われています。便秘ではないけれど、肌荒れや体臭がひどいという男性は、リーキーガット症候群を疑っても良いかもしれません。
　本来、腸壁の粘膜には強いバリアがあり、異物を入れないようにしています。しかし、ここに穴があいてしまうとウィルスなどが入りやすくなるだけでなく、未消化のタンパク質が正常に吸収されないまま侵入してしまうことにもなります。そして、これがアレルギーの原因にもなるのです。
　結果的に、ミネラルやビタミンをうまく吸収することができず、摂取している栄養も吸収できないということになります。
　実は、48ページでふれているグルテンも、この腸壁を傷つける原因として挙げられています。リーキーガット症候群は、腸内環境の悪化の末、起こっていると考えられるため、あらためて食べ物の種類には十分注意する必要があると言えるでしょう。

　なお、**リーキーガット症候群は肥満を招く**とも言われています。結局のところ、せっかくカロリーを落としたり、栄養素をしっかり摂ったとしても、それを吸収するための消化器がうまく機能していない場合、まったく効果が出ないということが考えられるのです。
　リーキーガット症候群の予防・改善のためには、オメガ6、トランス脂肪酸・小麦等の穀類・アルコールなどを避け、食物繊維や腸壁を保護するオメガ3の油を摂取するということが重要です。

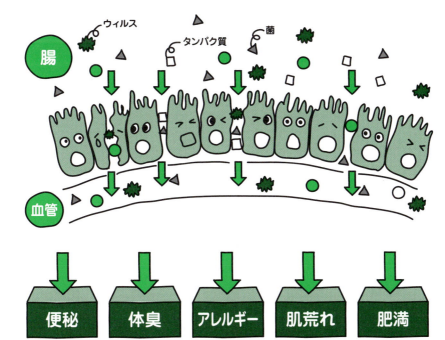

CHAPTER 3 食べてヤセる高N/Cレートダイエット

 太る食べ物と太らない食べ物を見極める

　そもそも人間は、おなかいっぱいにものを食べる必要はなく、栄養価の高い食べ物を適量だけ食べているほうが長生きすると私は考えます。
　本来、体が欲している食べ物は、新鮮な魚の刺身や、季節の野菜です。また、昔ながらの保存食である、乾物や漬け物、発酵食品は自然を利用した形で作られた、とても良い食品です。
　逆に、不自然に加工して、保存料が大量に使われた食べ物、また、大量生産のせいで質が悪いため、味をごまかすのに合成調味料で味付けされている食べ物、色や形が加工された食べ物は、太る食べ物です。
　つまり、**太りやすい食べ物とは、不自然な食べ物であることが多いということです。**

　スナック菓子や菓子パン、チョコレート、シュークリームなどのスイーツはその典型で、精製された砂糖やトランス脂肪酸が大量に入っています。さらには、香料・保存料も大量に使われています。
　外食はむしろ、加工食品のように何が入っているかなどの表示義務がないため、どこに行っても安心というわけではありません。信頼できる材料を使っていて調理にこだわりがあるところを見つけられれば良いのですが、あまり安さを優先していると、粗悪な原材料に濃い味付けでごまかしているというケースもよくあります。また、ボリュームを増やすために米や麺を多く使い、それらを大量消費させるためにおかずを油っぽくして濃い味付けをする場合があります。揚げ物などはその典型です。
　大量生産の弁当などもそうです。おなかを満足させるために、炭水化物（糖質）が多めで、油っこく味付け。タンパク質は価格が高いので抑えめにしていることが多いのです。**高糖質＋高脂質＋低タンパク質は、最も太る組み合わせですが、人がおいしいと自然に思ってしまう組み合わせでもあるのです。**

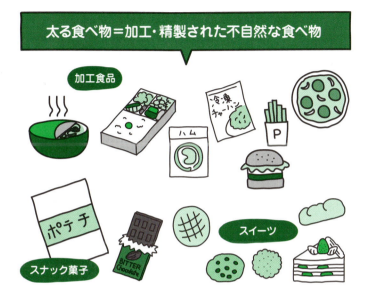

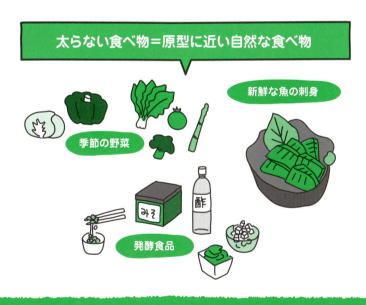

不自然に加工された食べ物は太りやすいものが多いのです

34 ３倍高いものを買いなさい！

　上質なお菓子は素材も良いものを使っています。上質であれば太らないということではありませんが、価格が高いのでたくさん買わなくて済み、必然的に食べる量も少なくなります。
　実際、毎日のチョコレートやケーキがやめられないという人に、私は「３倍高いものを買いなさい」とアドバイスします。
　ケーキもコンビニでは200円だとしても、デパ地下では600円もするとしたら、しょっちゅうは食べられませんよね。それに、量は３分の１でも、満足度は３倍です。ぜひ、添加物の少ない本物を食べようではありませんか。

　これは、お菓子だけにかぎりません。大量生産されているであろう出来合いのお弁当の梅干しや漬け物には、濃い着色料がついていませんか？　そういう場合は、その他おかずなどの食べ物にも化学調味料や保存料がたくさん使われている可能性が大です。
　異常に量の多いごはんや、味付けの濃い油物、少ない野菜にももちろん目がいきますが、栄養素の量やバランス以前の問題があるということです。こういった市販品を食べながら、ダイエットを成功させようというのは、まず無謀な考えではないかと思います。

　次に清涼飲料水についてです。水やお茶以外の飲み物は、ダイエット中には適しません。ゼロカロリーや濃縮還元の野菜ジュース・果物ジュースは44〜47ページでお話しした通りです。ダイエットにかぎらず、健康のためにも清涼飲料水は食べ物以上に気をつけてください。
　つまり、安価ですぐ手に入る食べ物を摂取しないということが大事です。安く手に入る食材ほど、原価はとんでもなく低く抑えられ、不自然な加工をして大量生産、長期保存が可能な食べ物であると言えるのです。

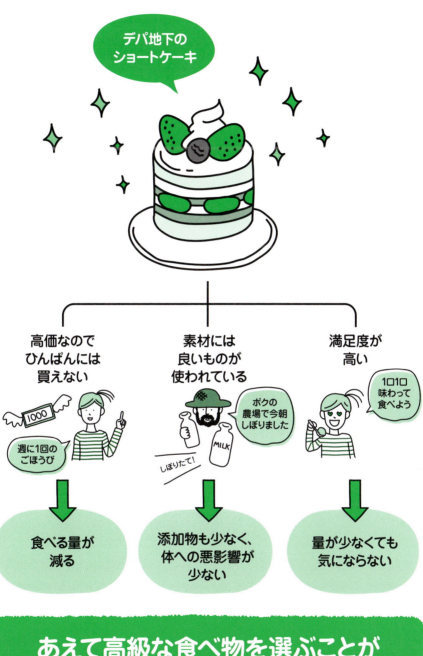

あえて高級な食べ物を選ぶことが
実はダイエットにつながります

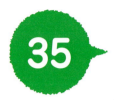 原型がわかる食べ物は太りにくい

　太りにくい食べ物とは、食べ物として原型がなるべく崩れていないものです。そして、調理がされていない生のものもおすすめです。

　具体的には野菜や果物、刺身や海藻、きのこ、イモ類などの高N/Cレートな食べ物です。

　スーパーなどで食品を購入する際も、パッケージの原材料名をチェックしてください。原材料名に食品の名前がそのまま載っていて、他に何も書いていないものなどが非常に良いのです。

　また、原材料名は多く含まれているものから順番に書いてありますから、体に良くなさそうなものが、前のほうに記述されている場合は、注意をしましょう。

　すると、ビックリするほど選べるものが少なくなってしまうことに気づくはずです。「太りにくい食べ物なんてほとんどないの？」と思われるかもしれませんが、もちろんそういうものしか食べてはいけないということではありません。

　太りやすい食べ物、つまり加工精製された食べ物を摂取しても、その他でバランスをとるようにしていけば問題はありませんので、どうするかは、その人個人の判断によります。

　結局のところ、**食べすぎないことを基本に、栄養価の高いものを積極的に適量食べるという習慣を実践することが良い**ということになります。そのためには何にどれくらいの栄養があるのかという知識が必要です。

　「簡単に◯◯だけ食べていればいいというダイエットをすれば、一生それで大丈夫」なんてことは、私の口からは言えません。

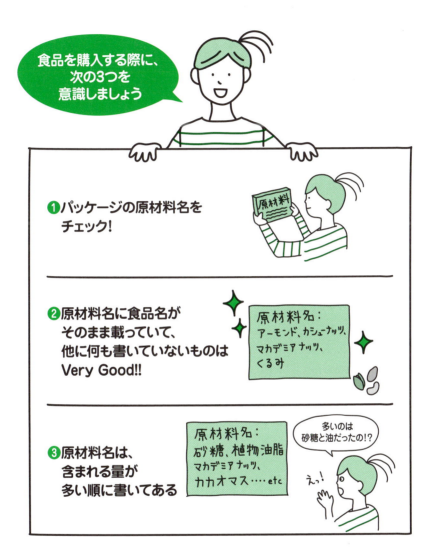

良質なタンパク質が足りないと太る！

　タンパク質というと筋肉というイメージがあると思いますが、タンパク質は筋肉だけでなく、私達の身体の構成要素そのものです。

　皮膚、骨、内臓、血管、ホルモン、髪の毛……それこそ、そのほとんどがタンパク質を原料としてできています。**このタンパク質、実は普段から不足している人が多いのです。特に炭水化物（糖質）を多く摂取している人や、無理なダイエットを繰り返している人は摂取量が少ないのが特徴です。**

　タンパク質は糖質の代わりのエネルギーにもなるので、食事（糖質）制限をした上で激しい運動を行うと、さらに不足しやすくなります。

　肌がカサカサ、髪の毛もバサバサ、顔色も悪くて貧血気味、そして生理も止まってしまった……というような人は、タンパク質が圧倒的に不足していることが多いので注意しましょう。

　タンパク質を摂取すると、体脂肪分解のスイッチを入れるホルモン──グルカゴンの分泌を刺激しますから、タンパク質摂取によって、より体脂肪の燃焼が促されます。ですから**「糖質を適量、そしてタンパク質を多めに摂取」**が脂肪燃焼スイッチを止めないコツです。

　なお、人間が最も吸収しやすいバランスでタンパク質が含まれているのが、「肉と魚」です。これらは、タンパク質だけでなく、ミネラル・ビタミンも豊富に含まれているため、まず必要量を摂取することが重要です。

　必要量は、だいたい体重1キログラムあたり1グラムのタンパク質。つまり体重50キログラムの人は50グラムのタンパク質が最低限必要というわけです。

　また、近年注目を集めている**卵は、良質なタンパク源でありながら、ほぼ理想的な形でビタミン・ミネラルも摂取できるスーパーフードです。**もちろん、植物性タンパク質である豆類、豆腐などもおすすめです。肉や魚に、卵や豆類などを合わせて、積極的にタンパク質を摂取していきましょう。

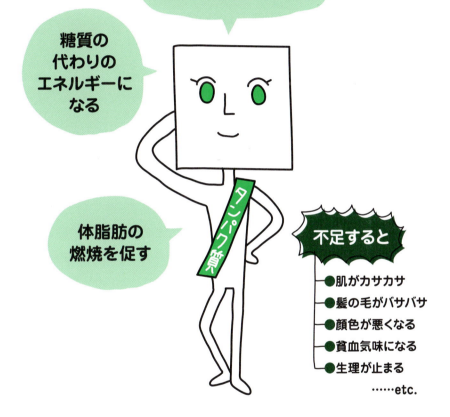

37 お酒を飲んでも太らないコツ

　お酒を飲むと太るというのは、嘘であり本当です。というのも、アルコールは、付き合い方によってまったく変わってくるからです。
　アルコール自体にも１グラムあたり７キロカロリーとカロリーはあるのですが、体内で吸収・蓄積される前にほとんどが燃焼されてしまいます。しかし、肝臓の解毒処理を超えて酔っ払ってしまうと、やはり体脂肪として蓄えられてしまいます。

　では、なぜアルコールで太ってしまうのでしょうか？
　その理由は、２つあります。**１つめは、お酒に入っている糖質の量です。**お酒は、日本酒・ワイン・ビールなどといった醸造酒と、焼酎・ウイスキー・ブランデーなどといった蒸留酒の２種類に分けられることをご存じですか？　醸造酒は穀物や果汁などをアルコール発酵させたもので、糖質を多く含みます。一方、蒸留酒は醸造酒を蒸留してアルコールなどの揮発成分を濃縮したもので、「蒸留」によって糖質がカットされています。
　必然的に、**太りにくいのは、焼酎・ウイスキー・ブランデーなどの蒸留酒**ということがわかりますね。しかし、これらの蒸留酒でも、砂糖たっぷりの甘いドリンクなどと割ったら意味がないので気をつけてください。
　また、**日本酒・ワイン・ビールなどの醸造酒も、安いものを避け、良いものを適量飲むと心がける**ことができれば、飲んでも大丈夫です。
　２つめですが、おつまみの問題です。お酒で太る原因は、お酒自体より一緒に食べる食べ物なのです。お酒を飲むことで食欲が増し、さらに脂肪を吸収しやすくなるとも言われています。
　まず炭水化物はできるだけ避けましょう。蒸留酒であれば通常の食事分くらいは食べてもいいですが、醸造酒の場合は減らすべきです。**締めのラーメンなんて言語道断！　理想を言うと、やはり「マゴワヤサシイ」の食材です。**

醸造酒	蒸留酒
穀物や果汁を発酵させたもの。糖質を多く含む。例：ビール、ワイン、日本酒など ✗	醸造酒を蒸留してアルコールなどの揮発性分を濃縮したもので、「蒸留」によって糖質がカットされている。例：焼酎、ウイスキー、ブランデー

太らないおつまみ

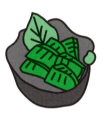
お刺身やカルパッチョ

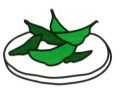
枝豆

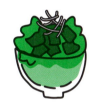
海藻サラダ

ミックスナッツ

締めのラーメンは
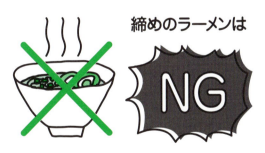
NG

おつまみも「マゴワヤサシイ」を選びましょう

まとめ

- ☐ ダイエットの鍵は、高N/C（ビタミン・ミネラル）
- ☐ 「太らない油」でヤセやすくなる！
- ☐ 腸内環境を整え、便秘を解消！
- ☐ 食べ物は3倍高いものを買う
- ☐ アルコールは飲んでもOK

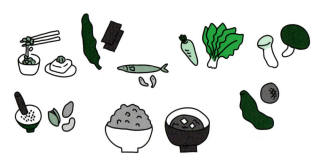

第4章

ダイエットとメンタルの関係

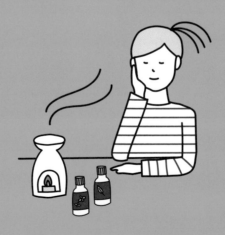

# 断食はダイエットになるのか？

「どう食べればいいのか？」についてはこれまでにお話をしてきました。次は、「食べないこと」についてお話ししていきましょう。

つまり、**断食**についてです。

最近、プチ断食やジュースクレンズという言葉もちらほら耳にするようになってきて、断食への理解が少しずつ広がってきています。

断食というとイメージが堅いので、私は英語で**ファスティング**（以下、断食と同意）という呼び方をして、お客様によってはおすすめすることがあります。

一定期間食べないわけですから、当然体重が落ちます。しかし、ファスティングは一発逆転のダイエット法ではありませんから、それが目的というわけではありません。

最大の目的は解毒（デトックス）です。

多くのダイエッターは、自分の食生活は乱れているという自覚があり、毒で満たされた自分の体を一度リセットしたいという気持ちになるようです。

デトックスの方法というと、半身浴や岩盤浴、ゲルマニウム温浴やサウナなどで汗をかく、マッサージで体をほぐして外へ押し出す、といったものがあります。これらは外から皮膚や内臓へアプローチして解毒ができることもあるかと思います。また、運動などで体から毒素を出す方法もあります。

しかし、いくらこれらを行ってその場ではスッキリした感じがしても、特に効果を感じられないという人も多いのではないでしょうか？

多くの方法は、汗をたくさんかいたり、ハーブティーなどを飲んで尿で外に出すというものですが、ファスティングで行うデトックスは腸。**私達の消化器でもっとも重要な腸をキレイにする方法**なのです。

暴飲暴食

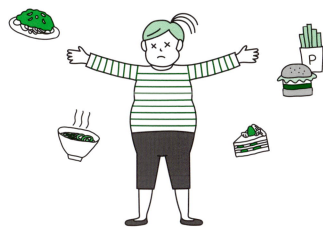

- ジュースクレンズ
- 半身浴やサウナ
- 運動
- ハーブティー etc.

デトックス

デトックス（解毒）として
さまざまな方法が流行っていますが……

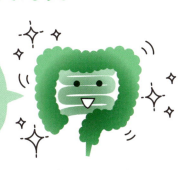

ファスティングで
キレイにできるのは
消化器の中で最も重要な
腸

ファスティング（断食）の目的はダイエットよりデトックス！

CHAPTER 1 運動だけではヤセられない!?

CHAPTER 2 こんな生活があなたを太らせる！

CHAPTER 3 食べてヤセる高N／Cレートダイエット

CHAPTER 4 ダイエットとメンタルの関係

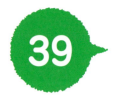

目的はあくまで「健康」

　ファスティングは、ドイツやアメリカなどの医療先進国では何十年も前から医療行為として用いられ、体の自己免疫力や抵抗力を高め、病気を自己治癒する方法として、広く認知されています。
　ところが日本で断食というと、修行という印象がまだ強く、プチ断食というような呼ばれ方で、キワモノダイエットに分類されてしまいがちです。
　お腹が空いたら何かを食べるのが当たり前な現代人にとって「食べない」という選択はとても敬遠されるのです。

　確かに、医療分野での絶食は、水だけで2週間ほどの期間行うので自己流では危険を伴います。しかし私がおすすめするのは、「低カロリーでありながら高ミネラル・ビタミンを含む発酵ドリンクを飲みながら行う、健康目的の断食」です。普段の生活をしながら安全に行えます。
　体の調子が悪くなる理由が、体に毒が溜まっているせいだとしたら、それを解毒するためには最適な方法だと私は考えています。
　人間以外の動物は、体調が悪くなったり病気になったりしたら、物を食べなくなり、安静にしているのが通常だそうです。しかし、人間だけは、「薬を飲んで栄養のあるものをたくさん食べましょう」と言います。「果たして、どちらが生き物として自然なのか？」と問えば、なんとなくわかりますよね。

　進歩した医療は、何もしなければ死や苦しみをもたらす病気や怪我を治す重要なものです。ですから、まったく薬を飲まなくて良いだとか、病院で診察してもらう必要はないということではありません。
　ただ、特に日本人はほとんどの人が、保健医療を気軽に受けられる環境にあるがゆえに、生き物として本来誰もが持っている自己治癒力をどんどん弱らせてしまっているように感じるのです。

ファスティングって…

修行？　絶食？　キワモノダイエット？

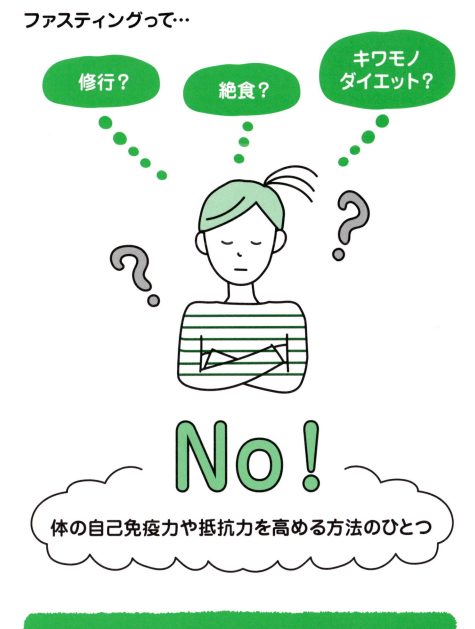

No!

体の自己免疫力や抵抗力を高める方法のひとつ

自己流のファスティングは危険。正しい情報を調べて行いましょう

CHAPTER 1　運動だけではヤセられない⁉

CHAPTER 2　こんな生活があなたを太らせる！

CHAPTER 3　食べてヤセる高N/Cレートダイエット

CHAPTER 4　ダイエットとメンタルの関係

40 「断食」で心と体を整える

　ファスティングを行えば、食べないわけですから当然体重は落ちます。しかし**何より大切なのは、体の生理的反応と精神面**だと、私は考えています。
　まず生理的反応とは、お腹が空いたら食べなければいけないという感覚の改善です。普段私達は血糖値が下がると、食べ物を摂取して血糖値を上げようとします。しかしこれを繰り返すことによって、単純に自分の体のエネルギーを燃やして血糖値を上げようとする作業をサボってしまっているのです。
　つまり、血糖値をコントロールする方法として、普段食べたいと思うところでガマンして食べないということを続けていると、だんだん自分の体内の脂肪等を燃やして血糖値を上げられるようになってきます。
　その状態に慣れてくると、血糖値を下がりにくくすることもできるようになり、お腹も空きにくくなります。食べすぎを防ぐことや「食べない」という選択ができるようになるのです。

　次に精神面ですが、ファスティングはだいたい3〜6日間程度で行うものです。たったの数日ですが、**何も食べなかったという経験は精神的にも大きな達成感を味わえます。**ファスティング後は回復期と言って、もとの食生活にいきなり戻さず、できるだけ柔らかいものや、栄養価の高いものを少量だけ食べるということを数日間行います。ここまで徹底して計画的に自分の食欲をコントロールすることで、いつもなんとなく食べてしまい太ってしまった人にとって、気づきと自信につながる体験になるのです。
　ただ、注意点としてファスティングは安易な独学で行うものではありませんし、1日、2日で劇的な変化も期待できません。また、**栄養不足になることで、その後のドカ食いにつながることもあるため、体重減少だけを目的として行うことはおすすめしません。**トラブルを回避するためには、必ず専門家の指導を受け、その効果と注意点を理解した上で行うようにしましょう。

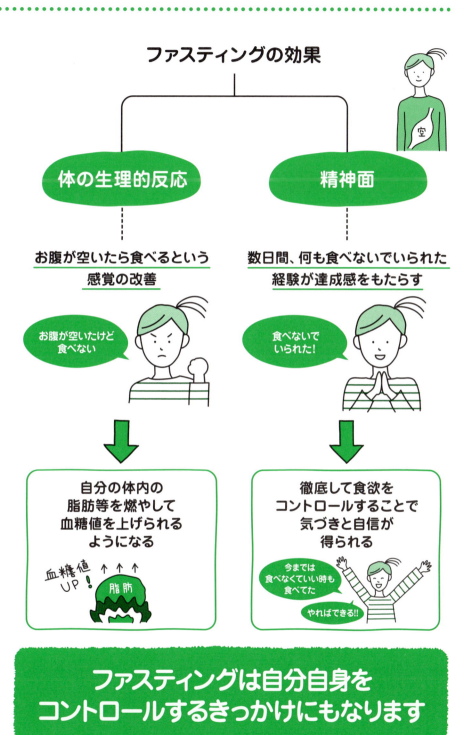

41 ヤケ食い・ドカ食いはメンタルが弱いから？

　急激に太ってしまう人の原因のひとつとして、ヤケ食い・ドカ食いがあります。そして、ヤケ食い・ドカ食いをする理由として、「ストレスのせいです」という人がとても多くいます。

　ですが、実はストレスでヤセることはあっても、ストレス自体で太ることはまずありません。正しくは**「ストレスが溜まるとヤケ食いで解消しようとして太ってしまう」**という表現が適切でしょう。

　まずこの時、間違っているのは「ストレスをなくそうとする考え方」。そもそも、ストレスの量なんて測定できるものではありませんし、「イライラしてはいけない！」などと思っていること自体がストレスだったりします。

　何かが上手くいかない時、急に不幸なことが起きた時、これから起こることに不安な時……仕事でもプライベートでも、**人は常にさまざまなストレスにさらされています。それをゼロにすることは不可能なのです。**

　では、なぜ人はストレスが溜まるとたくさん食べてしまうのでしょうか？　その前に、人間と異なり理性のない動物であれば、通常目の前に食べ物があれば食べてしまうのが普通であることを知っておきましょう。そして、食べ始めれば、満足するまで食べ続ける……というのも普通です。野生の動物は、乱暴な言い方をすれば常に食べ物を探して動き回っているにすぎないのです。

　しかし、野生の動物は肥満にはなりませんね。肥満になるのは、人間と人間に飼われているペットや家畜ぐらいです。

　これらの共通点としては、お腹が空いていなくてもすぐに食べ物が手に入り、食べることができてしまうところでしょう。そして必要以上に食べすぎることができるということです。私自身もそうなのですが、**普通の人はよほど強固な意志力を持っていないかぎり、目の前にある食べ物をつい口にしてしまいます。**当然です、人間も動物なのですから。

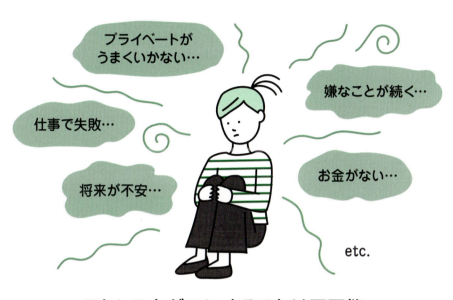

ストレスをゼロにすることは不可能

「ストレスをなくそうとする考え方」自体が間違い

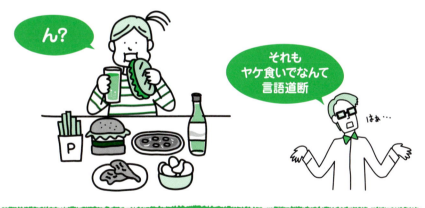

ストレスを「食べること」で解消しようとしてはいけません

CHAPTER 1 運動だけではヤセられない!?

CHAPTER 2 こんな生活があなたを太らせる!

CHAPTER 3 食べてヤセる高N/Cレートダイエット

CHAPTER 4 ダイエットとメンタルの関係

42 ジャンクフードを買わない・置かない

　ダイエット指導のプロである私も生活環境さえ悪ければ太ってしまう可能性があります。しかし、幸いそんなことにはなりません。なぜなら、目の前にそういう食べ物がないから、そして買いもしないので食べる機会がないからです。

　まずは環境を整えることが大切です。

　家族に協力してもらえるのがベストですが、自分自身でコントロールできる範囲で**お菓子や太りやすい食べ物を買わない、買い置きをできるだけしない、もらっても他人にあげる**、ということを心がけてみましょう。

　いくらストレスが溜まってヤケ食いといっても、目の前にブロッコリーがあったとしてそのままかぶりつく人はいないでしょうし、冷蔵庫の納豆を山ほど食べるという人も珍しいかと思います。

　とにかく買い置きしてはいけないのは、スナック菓子に代表される、開けてすぐに食べられるタイプの加工食品です。これらは栄養がまったくないだけでなく、コンビニなどですぐ手に入ることから、食行動的にも危険です。コンビニなどに行った際、調理せずにすぐ食べられる食品には手を出さないことが大切です。

　そしてもうひとつ、**ストレス解消の解決法を食事やお酒などに求めず、違う発散方法を見つけること**です。カラオケや映画鑑賞、友人に相談、アロマテラピー、マッサージや衣類の買い物など、いくらでもあるでしょう。

　そもそも、ストレスを「食」で発散する人にかぎって、さんざんヤケ食い・ドカ食いした後に、食べすぎてしまったという後悔やガマンできない自分に対する自己嫌悪といったネガティブな感情に見舞われます。そして、さらにストレスが増幅していくのです。

　そういった悪循環を断ち切るためにも、この２つの食行動を守りましょう。

ヤケ食いを防ぐ習慣 その1
環境を整える

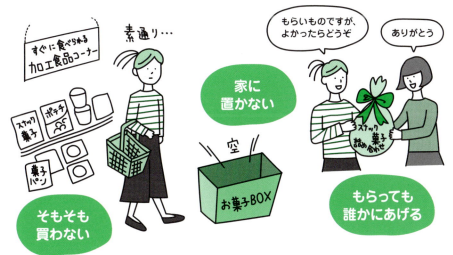

ヤケ食いを防ぐ習慣 その2
「食」以外でストレス発散の方法を見つける

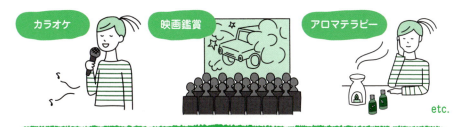

生活環境を整え、「食」以外に興味を持てば、ヤケ食いを防げます

43 カラダの声を聞いて食べる

　どうしても食べてしまうという食行動は、意思の弱さだけが原因ではありません。食に対する向き合い方も原因のひとつです。
　ダイエットというと、食べることを制限して耐えることと考えがちですが、実際は違います。**とことん食にこだわり、食を楽しむことができれば、太ることなどありません。**第2章のチョコレートの話(40ページ)や第3章のケーキを例にした話（82ページ）でもふれましたが、食べるなら最高級のものを楽しむほうが、幸福感があると思いませんか？

　太る食事を選ぶ人は、そもそも本当においしいと思うものを選択していないことが多いのです。どういうことかというと、血糖値を上げたい、とにかくお腹をいっぱいに満たしたいという目的で食事をするので、低N/Cレートのいわゆるジャンクフードを選択しがちなのです。
　しかし、そんなもので胃袋を満たしたり、血糖値を上げても、結局は**本当に身体がほしがっている栄養素を摂り入れていないわけですから、細胞が空腹と認識し、もっと食べたいというシグナルを送り続ける**のです。
　そして、その細胞の声が聞こえない人は、さらにスカスカの栄養素の低い食べ物を食べ続けるという結果になります。

　袋に入ったポテトチップスを最後の1枚までおいしく食べているというのであれば、それはそれで良いとします。ただ、皆さんも経験があると思いますが、たいていの場合は袋半分くらいで味覚的には満足しているのに、後半は惰性で食べ続けているということはないでしょうか？
　テレビを見ながらやゲームをしながら、仕事をしながらなど、楽しまずに惰性で食べている人が、本当に食べることが好きと言えるでしょうか。**どうせ食べるのであれば嗜好品は楽しんで食べてもらいたい**ものです。

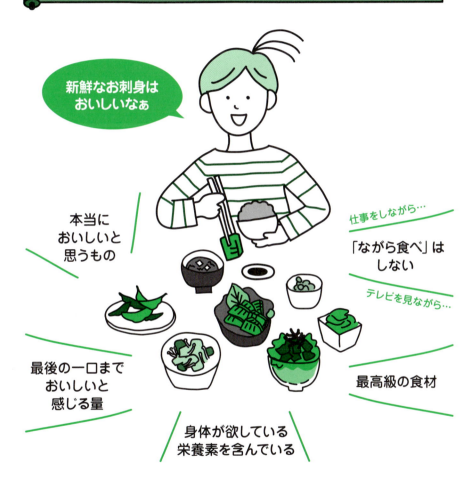

食べることにこだわり、食べることを楽しむ

新鮮なお刺身はおいしいなぁ

本当においしいと思うもの

仕事をしながら…
「ながら食べ」はしない
テレビを見ながら…

最後の一口までおいしいと感じる量

最高級の食材

身体が欲している栄養素を含んでいる

食に対して真剣に向き合うことで味覚が満足できる限度がわかります

CHAPTER 1 運動だけではヤセられない⁉

CHAPTER 2 こんな生活があなたを太らせる！

CHAPTER 3 食べてヤセる高N/Cレートダイエット

CHAPTER 4 ダイエットとメンタルの関係

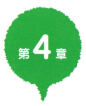

まとめ

- ☐ 断食でヤセようとしない
- ☐ 断食の目的は「健康」
- ☐ 「食」をストレス解消に使わない
- ☐ 生活環境を整え、食以外の趣味を見つける
- ☐ 本当においしいと感じるものを食べる

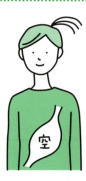

付録

カラダをリセット！おすすめレシピ

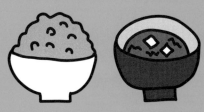

基本の ごはん

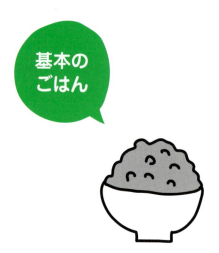

玄米ごはん（炊飯器の場合）

［材料（2人分）］
玄米……… 1カップ（約150グラム）
水 ………… 玄米の1.5〜1.8倍（お好みで）
海塩……… ひとつまみ（お好みで）

❶ たっぷりのお水で玄米をこするように洗う。
　もみがらなどが浮いてくるようならば捨てる。
　2、3回繰り返して水のにごりが薄くなるまで洗う。
❷ 水をよく切ったら、炊飯器の内釜に
　分量の水（お好みで海塩をひとつまみ）と玄米を入れ、スイッチを押す。
❸ 炊きあがったら、しゃもじで大きく底から上へと返す。

> ＊玄米は、夏は6時間、冬はできれば12時間は水につけてから炊きましょう。
> ＊玄米モードのついていない炊飯器の場合でも7〜9時間浸水させておくと、
> 　ふっくらと炊き上げることができます。
> ★玄米は白米に比べて農薬が多く残っている可能性があるので、
> 　無農薬のものを使いましょう。

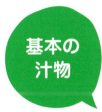

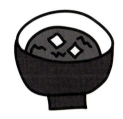

味噌汁（煮干しだし）

[材料（2人分）]
煮干し……2～3尾
水…………茶碗3杯分

❶ 煮干しの臭みが苦手な方は、頭とハラワタを取り除く。
　（生臭さと苦みの原因となるので）
❷ 鍋に分量の水とともに入れて、火にかける。
❸ 煮干しは入れたまま、もしくは味噌を溶かす前に取り出す。
　そのまま食べてもOK。

＊鍋に水と煮干しを入れて、冷蔵庫で半日以上置いてもだしはとれます。
　その際は、煮出す必要がないのでそのまま味噌汁を作ります。
＊だしの濃さは、煮干しの大きさによって調整して下さい。
★煮干しが面倒な時は、粉末の煮干しだしを使うと簡単です。

基本の主菜

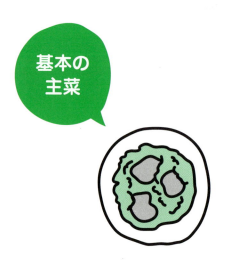

チキンのトマト煮

[材料（2人分）]
鶏胸肉……………………………1枚
　　　〈鶏肉の下味用〉
　　塩………………………小さじ1/2
　　酒………………………大さじ1
　　片栗粉…………………大さじ1
砂糖・醤油・みりん・酢………各大さじ1
トマト缶………………………1/2缶or小さいサイズ

❶ 鶏胸肉は皮をとって、そぎ切りにして、ビニール袋かボールに入れる。
❷ 塩と酒を加えてもむ。さらに片栗粉も加えてよくもむ。
❸ フライパンに、調味料とトマト缶を入れて火にかける。
❹ 沸騰してきたら鶏肉を加え5〜10分、鶏肉に火が通るまで煮込む。

★タマネギのすりおろしやみじん切りを足すとおいしい。
★鶏肉を油で焼かないので、とてもヘルシー。
　下処理をすれば、胸肉もプリプリの食感です。

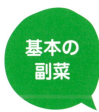

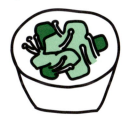

小松菜とえのきの煮びたし

[材料（2人分）]

小松菜	1束
えのき	1袋（小さいサイズ）
煮干し	2〜3尾
醤油	小さじ1
みりん	小さじ1
水	100cc

❶ 小松菜は3cm幅くらいに切って、洗っておく。
❷ えのきは、石づきをとり半分に切ってほぐしておく。
❸ フライパンに、水・煮干しを入れ火にかける。
❹ 沸騰したら、小松菜とえのきを入れ、蓋をして蒸す。
❺ 全体がくたっとしたら、醤油とみりんで味を調える。

★えのきの代わりに、油揚げやちりめんじゃこ、
　桜えびなどを使ってもおいしいですよ。

おわりに

　本書では「ダイエット」について、これまでの指導経験を通じて私が得てきたセオリーを率直にお伝えしました。
　飽食の現代にあって、誰しも関心のある「ダイエット」ですが、そもそも、ダイエット（Diet）の語源は、ギリシア語の「生活様式」「生き方」を意味する Diaita という言葉からきているとされています。本来**「健康的な体型になるための食事療法または食事そのもの」**を指す言葉であり、ヤセすぎの人が食べる量を増やして、適正体重に戻すことも「ダイエット」と言うのです。
　しかし、先進国ではほとんどが肥満者の体重を減らすことに使われるので、「食事制限による減量」というイメージがついています（日本ではさらに極端な解釈をされ、「ダイエット＝減量」ととらえられていますね）。
　つまり、実際にはダイエットとは食事療法そのものを意味するので、運動は含まれません。**食事制限ではなく、食生活を改善することこそがダイエット（食事療法）**です。言うなれば、「ダイエットは食事10割」が正解ですね。

　現代はインターネットをはじめ、テレビ・新聞・雑誌・広告などで簡単にいろいろな情報が手に入ります。その情報は他者に親切に教えるため、というよりは、情報の提供者に利益があるように流されることがほとんどです。
　もし、「○○食べるだけダイエット」が、テレビ番組から流れてきた情報だったら、そのスポンサーが何者なのかを知った上で判断するべきですし、ネット上で流れている情報も、根拠や出処まで調べておかないと、単なる嘘や悪質なデマだというケースがあるのです。また、「～と考えられる」「～が期待できる」という表現は、断言していませんから、必ずしも正解だとはかぎりません。

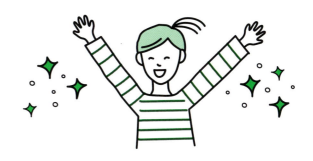

　これは、本書でも同じです。栄養学をはじめ科学は日進月歩で、いまだ正解は見つかっていません。私自身も、自分なりに勉強した知識や情報、および日々のお客様への指導や自分の体感をもとに事実をお伝えしていますが、中には今後間違いだと指摘される部分もあるかもしれません。

　実際、「肉食と菜食どっちがいいか？」「マクロビオティックやローフードなどの中で、どれがいいのか？」という問いに対する正しい答えも存在しません。言えるのは、この方法で体調が良くなった人もいるということ。もしかしたら、人種や体質によって結果が異なるのかもしれませんし、ともかくまだまだ不明なことが多いのです。

　考えるべきは、新しいダイエット法やダイエットフードが出たからといってすぐに飛びつき、生活に取り入れるのではなく、すでに自分の日常になじんでいる悪習慣を排除していくやり方です。つまり引き算の考え方です。

　私自身、指導を行っていて実感するのが、「これをしなかったから＆これをやめたから、良い結果が出たというケースが非常に多い」ということです。

　本書でご紹介したような太らない生活をしているだけで、どんどん理想の体重に近づくだけでなく、みるみる健康になっていきます。そして、精神状態も安定していく人が多いことも見過ごせない事実です。

　本当に体に良い食生活を送れば、体も心も良い状態になれます。

　本書をお読みになった皆さんが、それを受け入れ、食生活から自分を変えるきっかけをつかんでいただければ幸いです。

森拓郎

森 拓郎（もり・たくろう）

フィットネストレーナー、ピラティス指導者、整体師、美容矯正師。大手フィットネスクラブを経て、2009年、自身のスタジオ『rinato』(加圧トレーニング＆ピラティス)を東京・恵比寿にオープンし、ボディメイクやダイエットを指導。ファッションモデルや女優などの著名人のクライアントも多く、その指導に定評がある。テレビ、雑誌など多くのメディアで注目されている。本書の元となった『運動指導者が断言！ダイエットは運動1割、食事9割』（小社刊）は15万部を突破するベストセラーとなっている。『ダイエットは運動1割、食事9割 91日間 実践ノート』（小社刊）等、著書多数。

twitter @moritaku6
ブログ　http://ameblo.jp/t960/

図解
ダイエットは運動1割、食事9割

発行日　2016年　8月　15日　第1刷

Author	森拓郎
Book Designer	【表紙】轡田昭彦 【本文・DTP・イラスト】伊延あづさ（株式会社アスラン編集スタジオ）　横ヨウコ
Publication	株式会社ディスカヴァー・トゥエンティワン 〒102-0093　東京都千代田区平河町 2-16-1 平河町森タワー 11F TEL　03-3237-8321（代表） FAX　03-3237-8323 http://www.d21.co.jp
Publisher Editor	干場弓子 石橋和佳 編集協力：清友真紀（株式会社アスラン編集スタジオ）　アマルゴン
Marketing Group Staff	小田孝文　中澤泰宏　吉澤道子　井筒浩　小関勝則　千葉潤子　飯田智樹　佐藤昌幸 谷口奈緒美　山中麻吏　西川なつか　古矢薫　原大士　郭迪　松原史与志　中村郁子 蛯原昇　安永智洋　鍋田匠伴　榊原僚　佐竹祐哉　廣内悠理　伊東佑真　梅本翔太 奥田千晶　田中姫菜　橋本莉奈　川島理　倉田華　牧野類　渡辺基志　庄司知世 谷中卓
Assistant Staff	俵敬子　町田加奈子　丸山香織　小林里美　井澤徳子　藤井多穂子　藤井かおり 葛目美枝子　伊藤香　常徳すみ　イエン・サムハマ　鈴木洋子　松下史　永井明日佳 片桐麻季　板野千広　阿部純子　岩上幸子　山浦和　小野明美
Operation Group Staff	松尾幸政　田中亜紀　福永友紀　杉田彰子　安達情未
Productive Group Staff	藤田浩芳　千葉正幸　原典宏　林秀樹　三谷祐一　大山聡子　大竹朝子　堀部直人 井上慎平　林拓馬　塔下太朗　松石悠　木下智尋　鄧佩妍　李瑋玲
Proofreader Printing	文字工房燦光 大日本印刷株式会社

・定価はカバーに表示してあります。本書の無断転載・複写は、著作権法上での例外を除き禁じられています
　インターネット、モバイル等の電子メディアにおける無断転載ならびに第三者によるスキャンやデジタル化もこれに準じます。
・乱丁・落丁本はお取り替えいたしますので、小社「不良品交換係」まで着払いにてお送りください。

ISBN978-4-7993-1939-0
©Takuro Mori, 2016, Printed in Japan.